究極の歩き方

アシックス スポーツ工学研究所

講談社現代新書

2541

まえがき

日本人の足を考え続けて

「海外メーカーのスポーツシューズをいろいろ試したんですが、どれも窮屈に感じてしまって。不思議なんだけど、まったく同じサイズでもアシックスの靴のほうが足にしっくりきますね」

そんな嬉しい評価を、お客様からいただくことがあります。

でも、実は不思議な話ではないと考えています。私たちは、靴の履き心地をよくするために、足の形にこだわりを持って測定や分析を続けてきました。なかでも日本人の足に対しては多くの知見を蓄積し、靴の機能設計に活かしてきました。これがお客様のこのような評価につながったと思います。

同じサイズでもほんの少しバランスが変わるだけで、フィット感は変わります。だから、日本人の足にはどんな靴が合うのかと、長年考えてきました。日本人の足形や歩き方の微妙な特徴を熟知するために、課題となっていたのが、「3次元」の足の形を短時間で測定する手法を開発することでした。

課題解決の転機になったのは、２００２年に3次元足形計測機（株式会社アイウェアラボラトリー社製：INFOOT USB）を店頭に配備したことです。

１９８０年頃までは足の裏に墨を塗って魚拓のようなものをとり、さらにメジャーで足の各部を計測していました。それが、３次元足形計測機により、レーザー光を当てるだけで３６０度、あらゆる方向から足形を計測できるようになりました。足の断面図が見られるようになったため、足がどういう風に変形しているかということも、数字で示せるようになりました。手作業で計測していた時代には、決して得られなかったデータです。

現在、２００台ほどが国内の店舗に、１００台ほどが欧米の店舗に置かれています。おかげで集まるデータが飛躍的に増え、日本人と欧米人の足の違いも比較できるようになりました。

手作業で計測していた時代のデータまで含めると、アシックスにはすでに日本人を中心とするグローバルな足形のデータが約１００万人分集積しています。これらの多くのデータを分析することで、お客様の年齢や性別などに応じた靴の設計を実現して

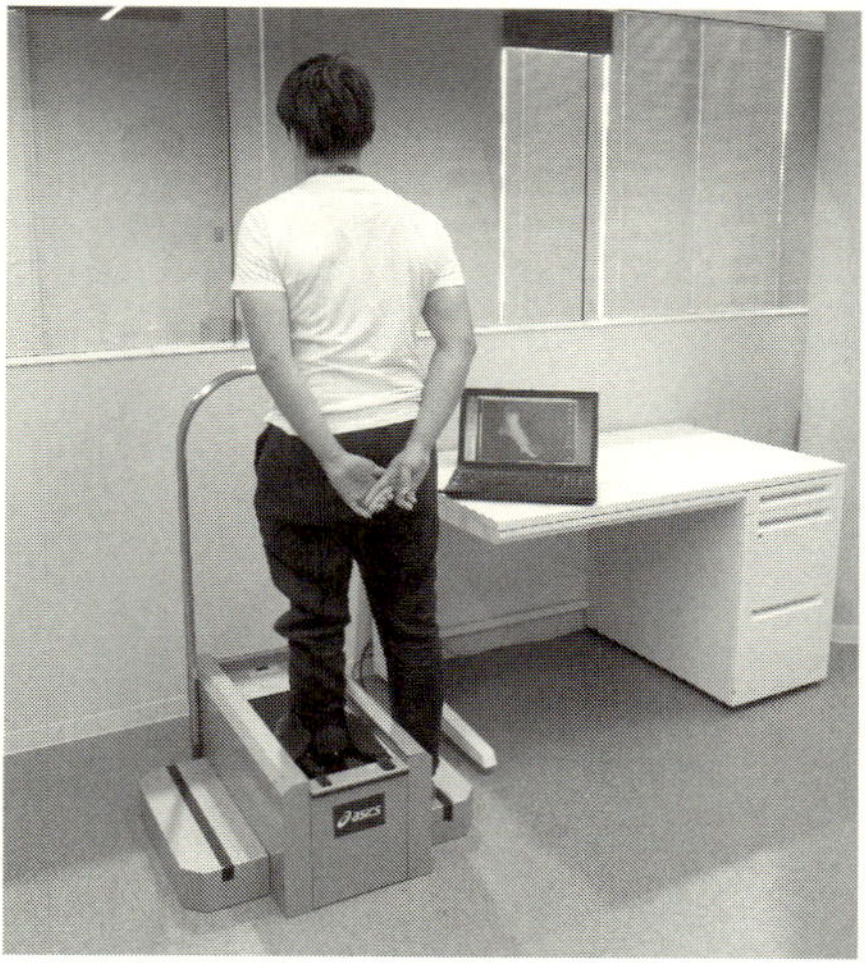

3次元足形計測機（株式会社アイウェアラボラトリー社製：INFOOT USB）を店頭に配備。下はお客様に配る評価シート

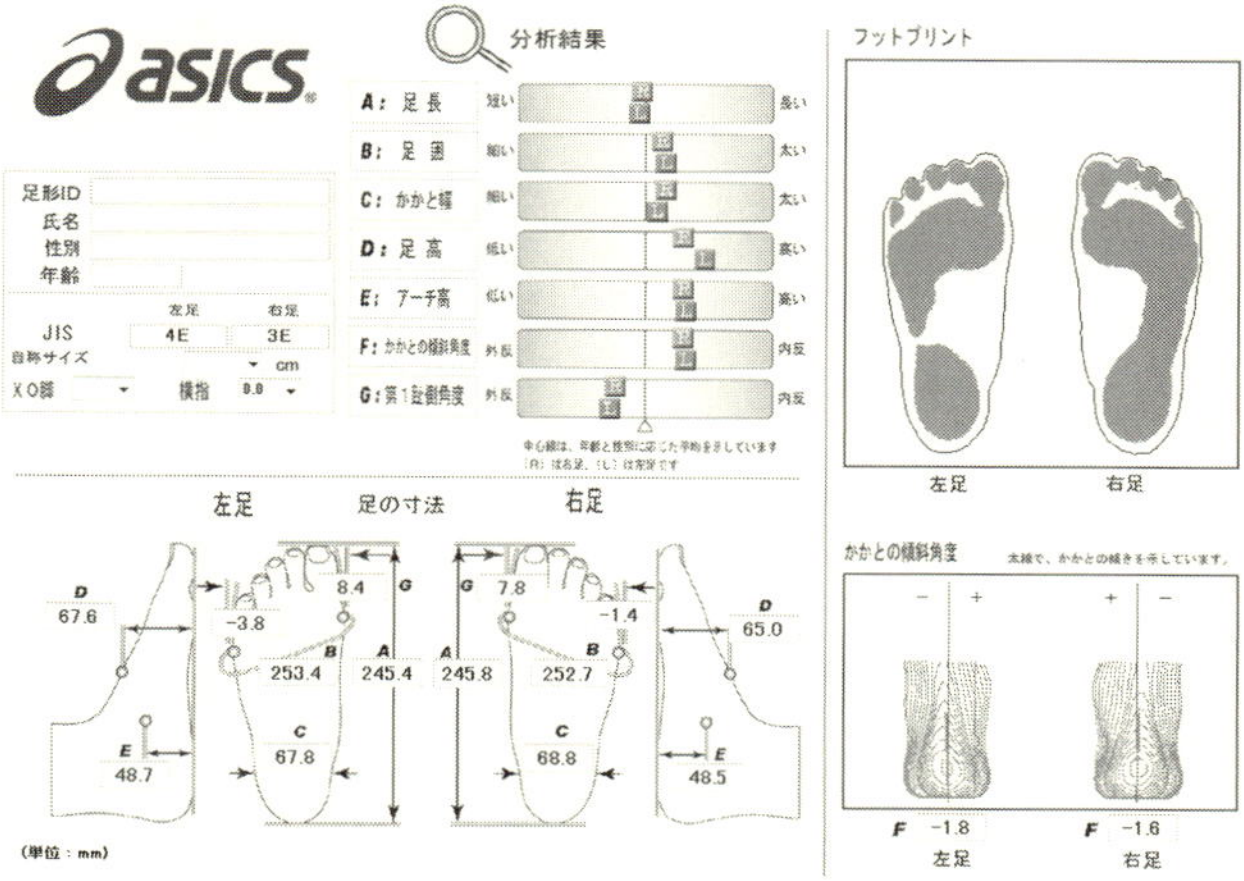

いるのです。

また、私たちは足形だけでなく歩き方の分析にも長年取り組んでいます。読者の皆さまが長く元気に歩き続けていただくためには、自身の歩き方の特徴を知り、歩く時の姿勢をはじめ、正しい歩き方を身につける必要があります。

歩き方を測定するには、従来は関節にマーカーをつけ目印にし、大掛かりな動作分析装置を用いて測定する必要がありました。これではさまざまな場所で幅広いデータを集めることは困難でした。

そこで、2017年、3Dセンサーを使った歩行姿勢測定システムを、NECソリューションイノベータと共同で開発しました。身体にマーカーをつける必要がなく、3Dセンサーに向かって歩くだけで、その人の歩き方の特徴がわかるシステムです。

人間が歩くときの姿勢を数値化するというのは、非常に難しいことです。センサーやコンピュータの進化がなければ、実現不可能でした。そういう意味で、3次元足形計測機以上に画期的なシステムと言えるかもしれません。

こちらは登場して間もないので、まだ数千人単位のデータしか集まっていません

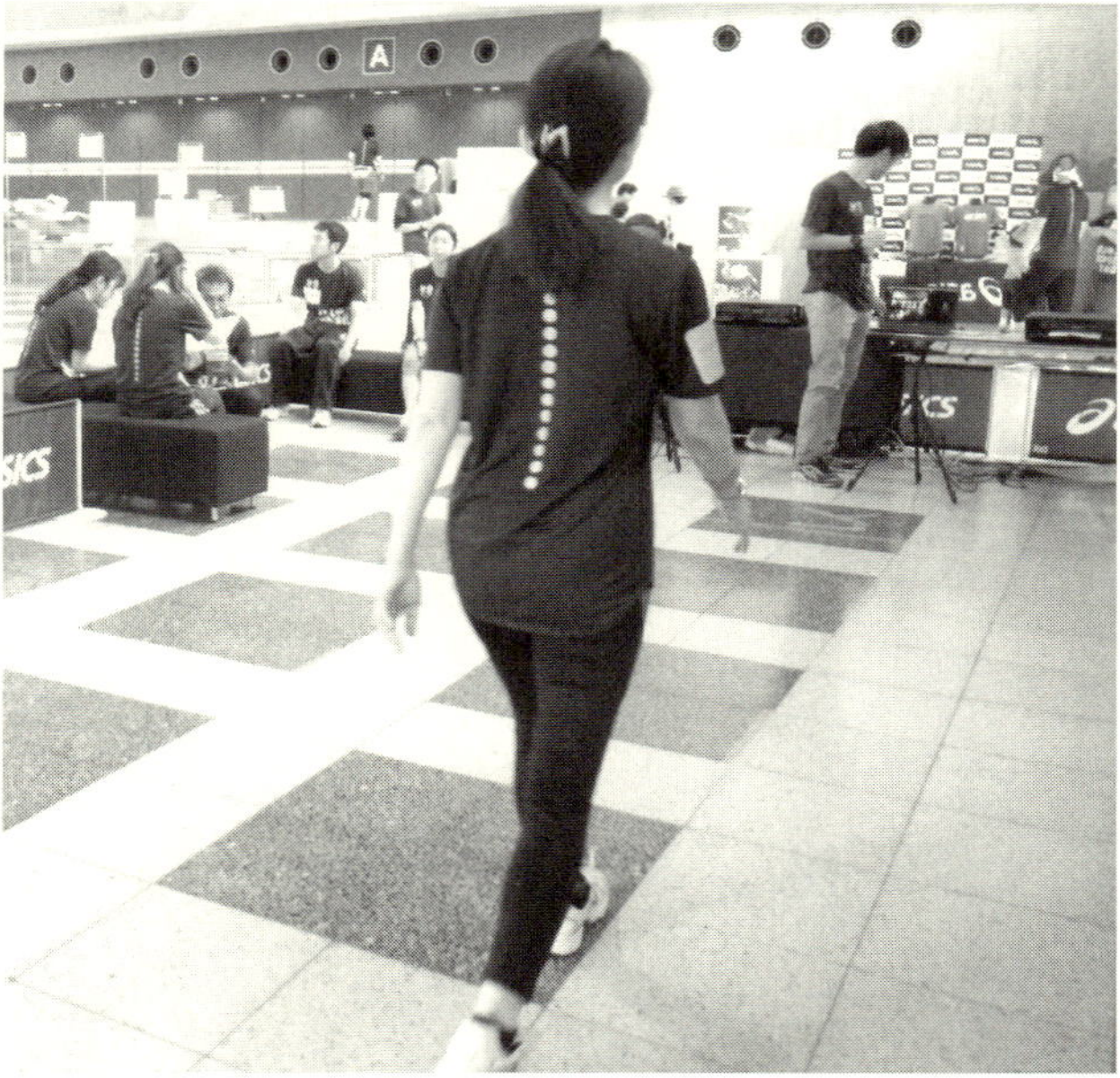

3Dセンサーを使った歩行姿勢測定システム

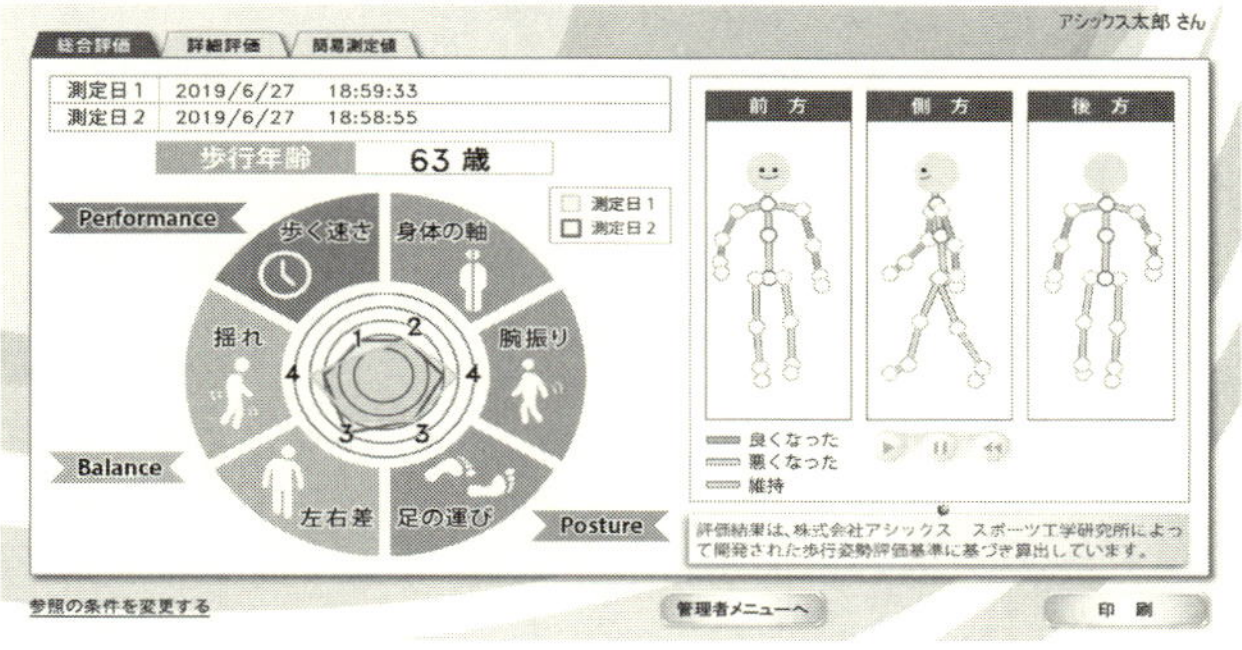

が、日本人の歩き方の特徴や、加齢による変化が徐々に見えてきています。これから5年10年で何万人、何十万人のデータを集積し、より多くの方が元気に歩いていただくことを目的に、幅広い歩き方の研究を進めていきます。

「50歳の境目」で意識を変える

株式会社アシックス　スポーツ工学研究所は1985年に設立されました。「スポーツで培《つちか》った知的技術により、質の高いライフスタイルを創造する」というビジョンを具現化するアシックスの基幹を担う部門になります。

「私たちがこだわっているのは「ヒューマン・セントリック・サイエンス」。人間の身体や動作を科学的に分析することで、アスリートに限らず、一般の人々の生活に役立つ製品やサービスを継続的に開発することを哲学としています。基礎研究はもちろんのこと、新商品のアイデアを出すこともあります。

3次元足形計測機や歩行姿勢測定システムなどから集積される膨大なデータを分析すると、人間の足形や歩き方は、50歳を境に大きく変化することがわかってきました。

子供の足は、小学校の高学年から中学校にかけて大きく成長する時期があるのは、皆さんも実感されていると思います。でも、18歳頃に成長が止まり「大人の足」になると、50歳頃までは大きく変化しません。ところが50歳を過ぎると、特に女性は顕著に変化します。歩き方に関しても、20歳と50歳でほとんど差がありません。ところが、50歳を過ぎると、男女ともに大きく変化を始めるのです。

80歳になっても30代のように歩いている人もいれば、50歳から急激に衰えて、腰が曲がり出すなど、歩き方に注意が必要な人も出てきます。

要は、50歳になった時点で、自分の足形や歩き方の変化について意識するかしないかで、その後の人生が大きく変わるということです。

実は、私たちも経験的に「50歳で何かが変わるのではないか？」という仮説を持っていました。

だからウォーキングシューズを作るときも、50歳未満と50歳以上に対象を分けてきました。それが数字で裏付けられたのは自信を持って開発できるきっかけになりました（この本でもエビデンスをたっぷり紹介するつもりです）。

では、50歳を境に、いったい何が変わるのか？　その変化を止めるには、どうしたらいいのか？　いつまでも健康で楽しく暮らすためには、どこに気をつけるべきなのか？　運動をするとき、靴を選ぶとき、どんな点に注意すべきなのか？　運動をやるとしたら、どんなスポーツが望ましいのか？　このようなことをご紹介します。

ふだん運動をしていない人に対して、私たちがおすすめする運動はウォーキングです。簡単に始められるし、怪我の心配も少ない。とはいえ、ただやみくもに歩けばいいというものではありません。気をつけるべきポイントがたくさんあります。

アシックスは1980年代にはウォーキングシューズを発売していますが、当時は「スポーツシューズの履き心地を合わせ持った革靴」という位置づけでした。しかし、最近は「運動としてのウォーキング用のシューズ」にも力を入れています。足形や歩き方のデータを蓄積した知見をもとに、偏平足の人や速く歩きたい人の靴選びなど、さまざまなアドバイスができるはずです。

最近、「人生100年時代」という言葉をよく耳にします。読者の皆様にも、100歳でも元気に歩いていただきたいと思います。夢物語のように思うかもしれませんが、後期高齢者でも若者のように歩いておられる方は存在します。これは実現可能かどうかの問題ではなく、50歳を境に始まる足や歩き方の衰えに対して、正しい歩き方や靴選びを知り、身につけるかどうかが大切なのです。

いつまでも元気に歩くために、いま何をすべきなのか？　読者の皆様に「究極の歩き方」を提案します。

株式会社アシックス　スポーツ工学研究所　市川　将
楠見浩行

目次

第4章「ウォーキングシューズの秘密」　121

歩くならウォーキングシューズで／なぜ4種類のウォーキングシューズがあるのか／速く歩ける人と、速く歩けない人／エネルギー保存の法則／中足部をたわませる新たな視点／なぜウォーキングシューズで歩くべきなのか／遅いモデルには安定性が求められる／グルーヴチェンジ構造／高齢者向けのグルーヴチェンジ構造は斜めに入れる／圧力中心の位置にガイダンスライン構造／COPを意識することの意味／履いているだけでトレーニングになる靴／高齢者ほど靴選びには慎重であるべき

第5章「足の変形を靴で止める」　153

長期間の低負担か、短期間の高負担か／「足の一生」は三つの時期に分けられる／ベビーシューズはブーツタイプで／大人の足より変形しやすい／MP関節の位置をピッタリ合わせる／子供にはひもと面ファ

スナーの併用で／高校球児の横アーチは崩れている／アーチが崩れてもまっすぐ歩ける／ラグビー選手の足幅がもっとも太い／左右の非対称を避けるために／足が前に滑っていかないように／女性用の靴と男性用の靴／靴は昼間に買う／3タイプそれぞれの靴選び／タコやウオノメで足切断／なぜ人差し指のつけ根にタコができるのか／いかにして圧力を分散させるか／O脚の何が問題か／O脚はミッドソールと中敷きの合わせ技／欧米では理解されにくい／日本人の足は変形しやすい

第6章 「若く見られる歩き方」

生活の変化が日本人の足を変えた／昔よりスマートな足になった／欧米人は颯爽と歩く／脇を開けずに歩く／モデルウォークで若々しく／女性っぽく歩くと若く見られる／なぜ男性のほうが多かったのか／スマートシューズが登場するまでは

イラスト・図版作成／中川原　透
長橋誓子

第1章　「50歳を過ぎると、足形はこう変わる」

足の形は千差万別

足の形は先天的な影響と後天的な影響を共に受けるため、千差万別です。誰の足も似たようなものだと思われているかもしれませんが、人によって大きく差がありま す。

骨の構造としては手もほとんど一緒ですから、手の形も千差万別なのです。しかし、手袋は多少ブカブカでも気になることが少ないのに対し、靴はほんの少しでも足形に合わないと、ものすごく違和感を覚えます。だからこそ私たち靴メーカーは足形のデータを丹念に収集しているのです。

足の形がいかに多様かを知っていただくために、まずは極端な足形の実例をご覧いただきましょう。

写真①は「偏平足《へんぺいそく》」です。土踏まずが完全になくなっているのがおわかりいただけるかと思います。足が横に広がり、幅が広くなるので、靴を窮屈に感じてしまいます。

甲の高さにも違いがあります。②は甲の高い人。一方、③は甲の低い人。甲の低い

極端に変形した足形の実例

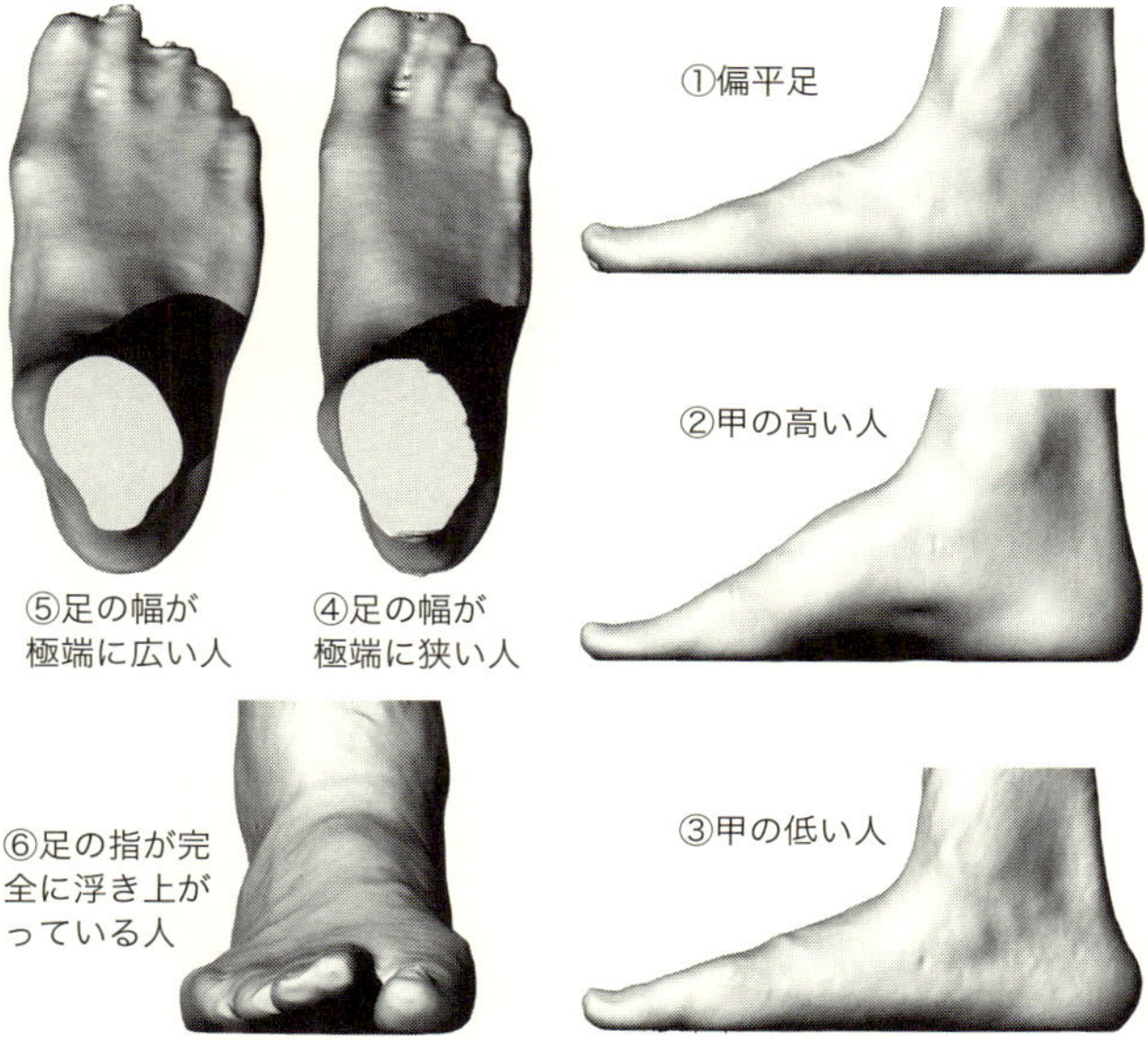

人は、アーチが低いぶん偏平足になりやすい。隙間が大きく、ひもで締めて靴をフィットさせようと思っても、甲が低いと難しいです。

④は足の幅が極端に狭い人。狭すぎて、靴が足をホールドしてくれません。メーカーによっては幅広サイズの靴はたくさんありますが、幅狭サイズの靴はほとんど市販されていないため、靴探しに苦労されているかもしれません。

足の指が変形した実例

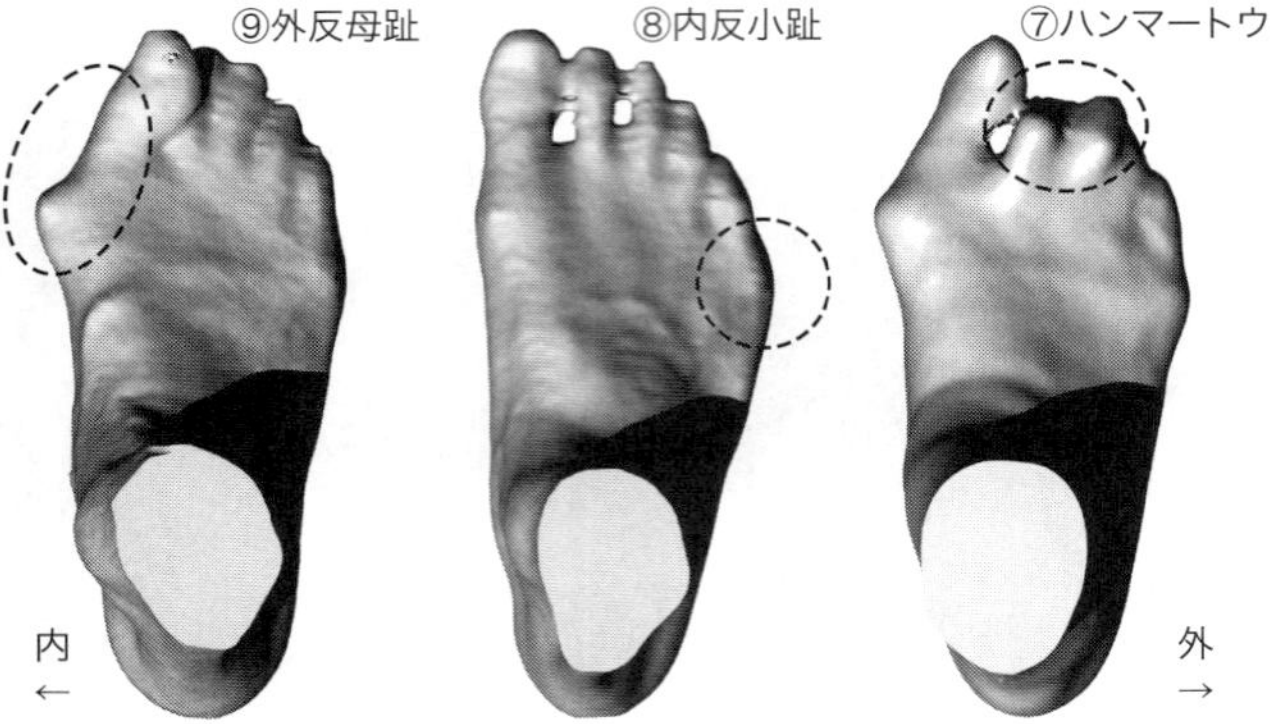

足の幅が極端に広い人もいます（⑤）。こういう人は足幅の部分に合わせて、大きめの靴を選ぶことが求められます。

⑥は「浮き指」と言って、足の指が完全に浮き上がっている人です。こういう人は、歩くときに足の指がうまく使えないため、足の裏全体を使ってペタペタと進むような、特徴的な歩き方になります。

一方、窮屈な靴を履き続けることによって、足の指が変形してしまうこともあります。⑦は親指以外の指先が「へ」の字状に曲がってしまう「ハンマートウ」です。靴を脱いでも、指が曲がったままになります。

⑧は「内反小趾《ないはんしょうし》」と言って、小指が足の内側へ曲がってしまっている症状です。小趾と

は小指のこと。それが足の内側へ反《そ》るから「内反」です。小指に痛みが出ることも多い症状です。

足形は遺伝的な要素が大きく、そもそも多様なのですが、加齢とともに多かれ少なかれ変形して、千差万別になります。ここでは極端な例をご紹介しましたが、誰にでも起こりうる変形だと思ってください。

なぜ外反母趾は女性に多いのか

足形の変形というときに、もっとも有名なのは⑨の「外反母趾《がいはんぼし》」です。深刻な悩みを抱えている方がたくさんいらっしゃいます。

足の第1趾（母趾、親指）が「く」の字状に変形してしまう症状です。外反というのは、親指が足の外側へ反っている状態です。

親指のつけ根の関節が突き出すような形になるので、そこが靴に当たってひどく痛みます。靴を履くことが苦痛になるし、歩くのも嫌になる。症状の重い人になると、靴を履いていなくても痛むようになります。

外反母趾は女性に多い症状です。親指が外側へ傾いている角度（第1趾側角度《だいいっしそくかくど》）で

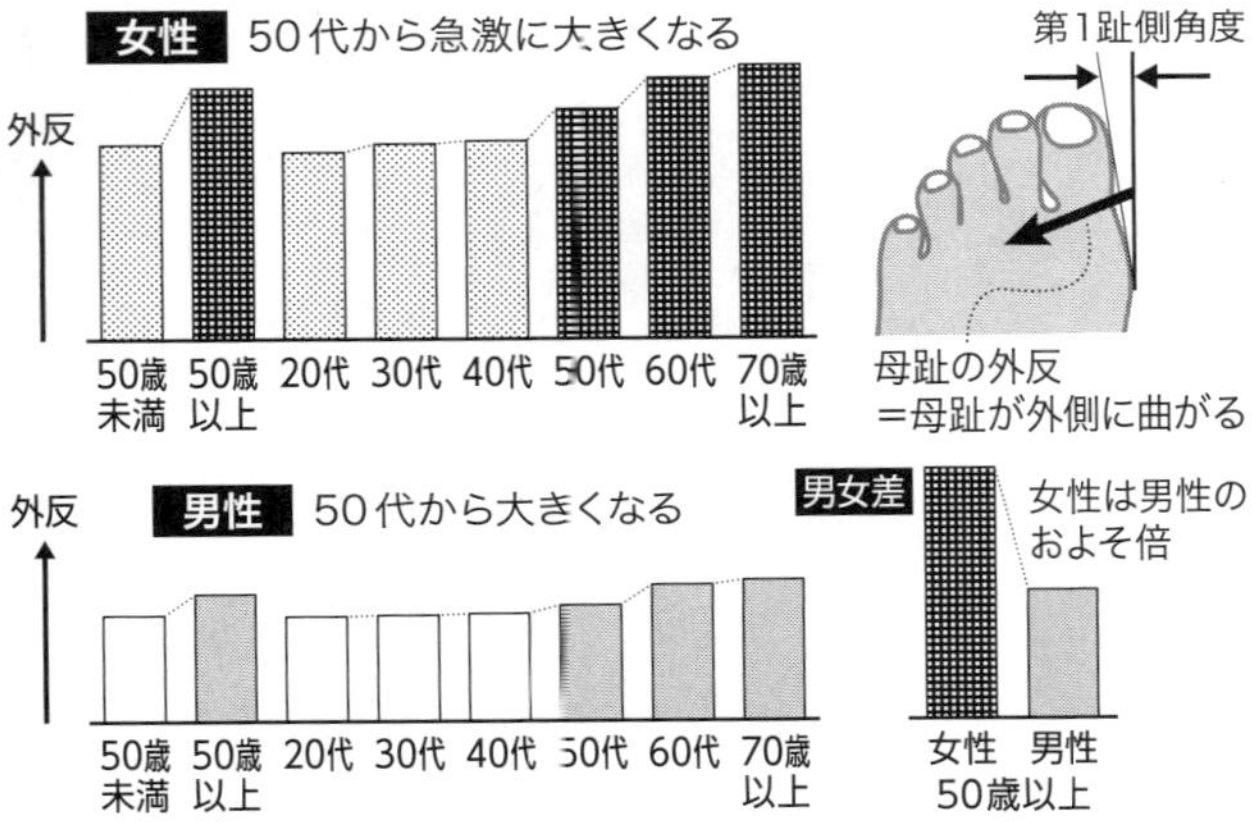

図1　第1趾側角度の平均

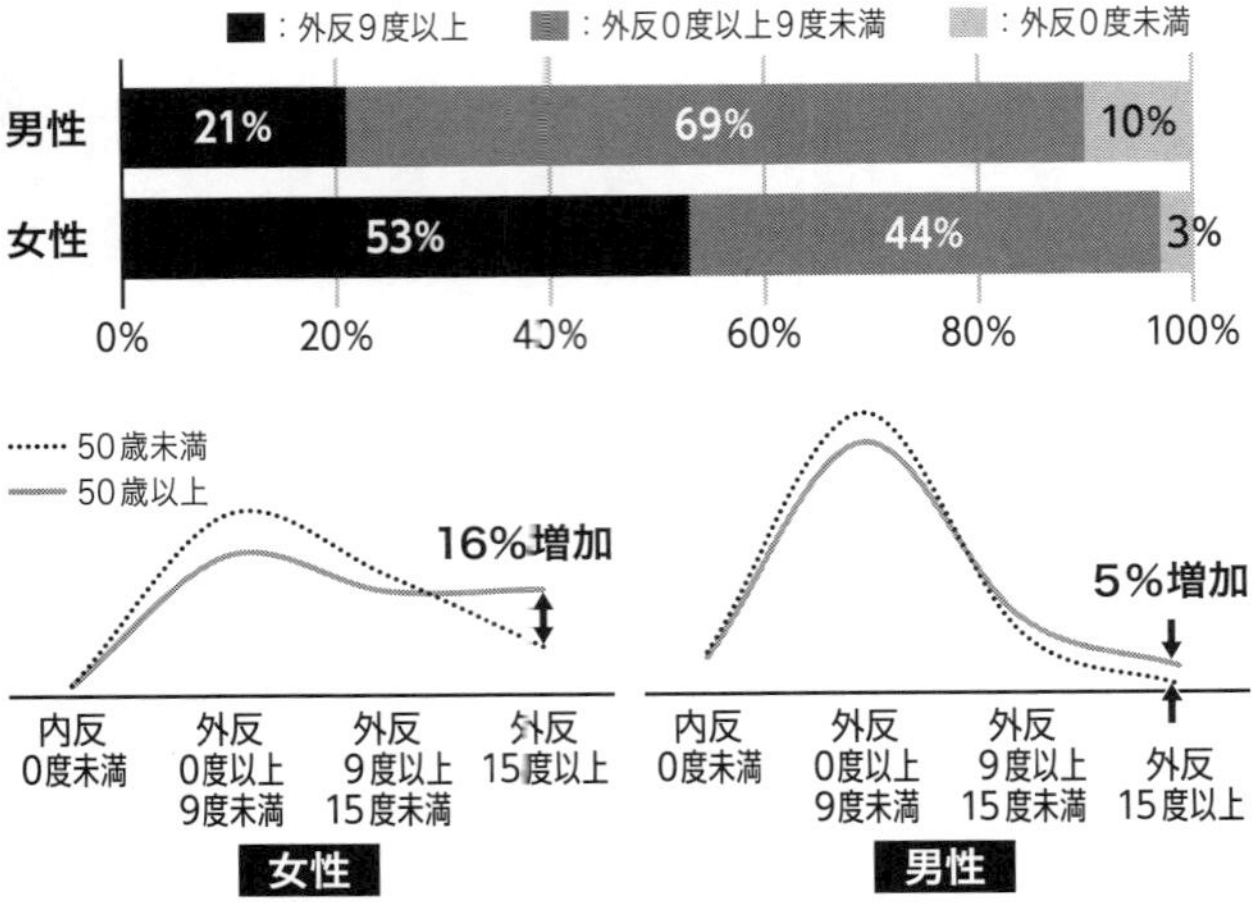

図2　第1趾側角度の構成比

簡易的に曲がり具合いを知ることができます。第1趾側角度の平均値を男女別、年齢層別に調べたのが、前ページのグラフです（図1）。男女差を50歳以上で見ると、男性の平均に対し、女性の平均はおよそ倍になっています。

図1左に示す年代別の比較結果が示すように男性も女性も50歳を超えると、急激に曲がっていくのが鮮明です。特に、女性のほうが50代から60代の変化が大きくなっています。いずれにしても50歳を境に何かが起こっています。

もちろん、変形度合いが大きくなったからといって、必ず痛みやタコなどの問題が発生するとは限りません。足のトラブルを防ぐポイントは、どこまで曲がるのかにあります。ただし、すでに曲がりの大きい人ほど、さらに曲がっていく傾向があるので、注意が必要になります。

第1趾側角度が外反9度くらいになると、目で見て「ちょっと曲がっているな」とわかるほどのレベルです。図2の棒グラフを見てください。9度以上の男性は21パーセントであるのに対して、女性は53パーセントもいます。はるかに女性のほうが多いのです。

外反15度以上になると、特に気をつける必要があります。図2の下のグラフで外反

15度以上の人を50歳未満と50歳以上で比べてみましょう。男性の場合、50歳未満で2パーセントなのに対し、50歳以上では7パーセントと5パーセント増えます。一方、女性は50歳未満で13パーセントなのに対し、50歳以上で29パーセントと16パーセントも増えます。3人に1人が、特に注意が必要な状態だということです。

女性は骨格が華奢《きゃしゃ》で、骨と骨をつなぐ関節が弱い。のちほど詳しく述べますが足のアーチというものが潰れやすいことが、この背景にあると思われます。

外反母趾は、多くの方が悩まれている代表的な足の変形になります。「履く靴がない」とおっしゃるお客様の悩みを解消すべく、さまざまなアドバイスをしてきました。こんなに外反母趾に悩んでいる人が多いのかと驚きました。「女性の半分以上は外反母趾のリスクを抱えているのではないか」と感じていましたが、データでそれは裏付けられました。

かかとは外側へ倒れていた

日本人のかかとは、もともと2度ほど内側へ傾いています。地面に垂直に立っていないのです。そこへ長年にわたって体重をかけ続けると、この傾きがさらに大きくな

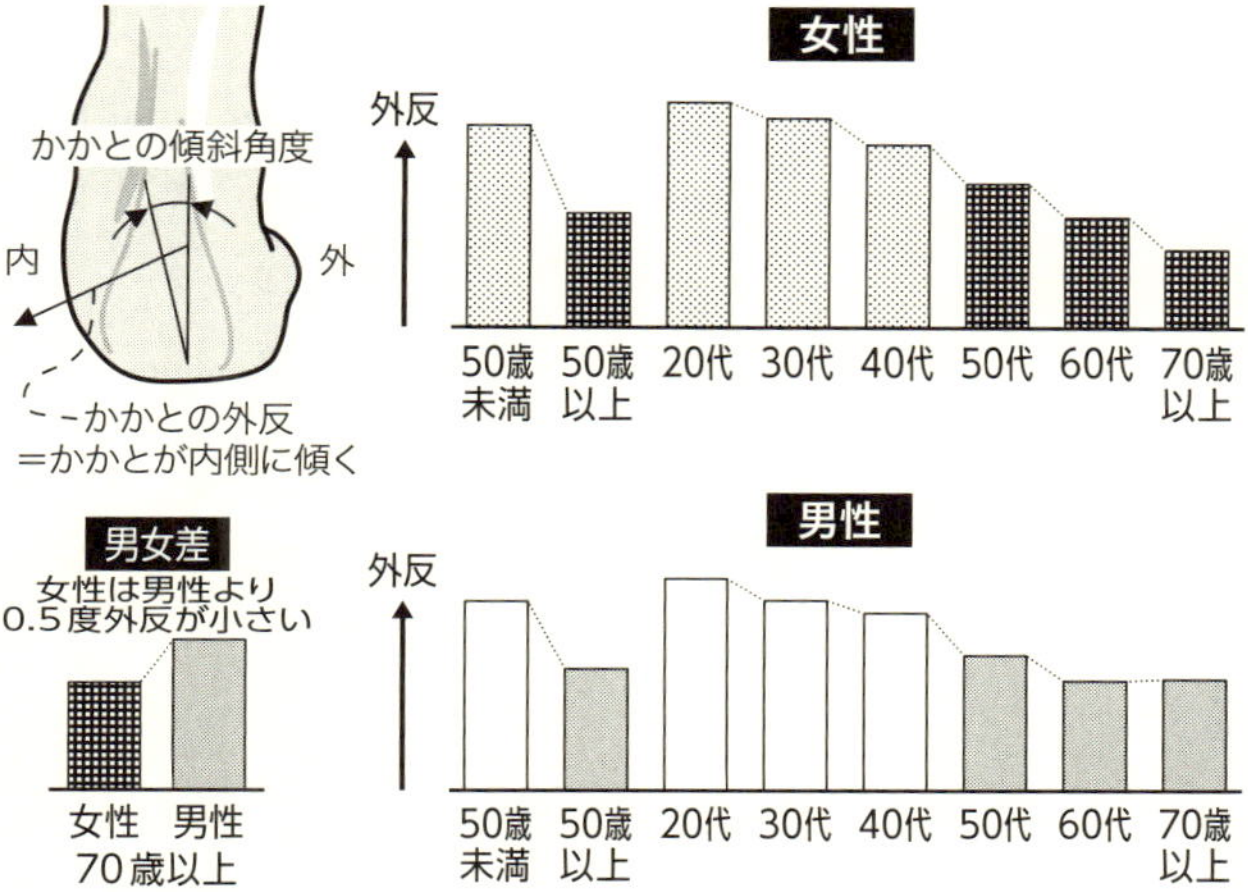

図3　年齢層別のかかとの傾斜角度

ります。すると、それまで以上に親指に負担がかかり、地面に押しつけられることで親指が外側に曲がってしまう。これが外反母趾の起こるメカニズムの一つと考えられています。

かかとが傾き、体重が足にかかると、土踏まずは潰れて偏平足になります。かかとはさらに内側に傾き、偏平足が進みます。かかとが内側へ傾く状態（図3左上）を「外反偏平足」と呼びます。

これだけ外反偏平足を原因とする外反母趾が多いのだから、日本人のかかとは加齢とともに内側へ倒れているはずだ——。私たちはずっとそう仮説を立ててきました。

ところが、3次元足形計測機でデータがとれるようになると、まったく逆だということが明らかになりました。

地面との垂線からの傾きの角度を測ったものが、かかとの傾斜角度です。図3で年齢層別にみるとわかりますが、加齢とともに、かかとの外反が小さくなっている人のほうが多かったのです。2度あったはずの傾きが、どんどん小さくなる。その結果、足の外側に体重がかかるようになるわけですから、内反小趾を発症しやすくなります。

もちろん、加齢とともに、かかとがさらに内側へ傾く人もいるのです。でも、数でいうと内側への傾きが小さくなる人のほうが圧倒的に多いことがわかりました。

では、かかとが外側へ傾く人のほうが多いのに、どうして外反母趾は増えるのか？　外反偏平足が原因になるパターンとは別に、かかとが外反せずに外反母趾になる人もいるということです。ハイヒールや窮屈な靴に圧迫されて、親指が変形すると考えられています。

実際、外反母趾の人は内反小趾も併発していることが多いです。足の外側に体重がかかって、小指を圧迫しながら、親指も同時に靴の中で圧迫されて親指の変形も進む。このような現象が起きていると考えています。

こうした事実は、3次元データがあったからわかったのです。

このデータで、50歳を境に足形が変化するのが、明瞭に見えてきました。では、50歳になると何がどう変わるのか？　それを本章では説明していきたいと思います。

三つのアーチ

理解を深めるために、まずは足の構造について説明します。

足の裏には三つの支点があります。かかと、母趾球《ぼしきゅう》（親指のつけ根の部分）、小趾球《しょうしきゅう》（小指のつけ根の部分）です。

三つのアーチは、この三つの支点を結んだものです。母趾球と小趾球を結ぶのが「横アーチ」。かかとと母趾球を結ぶのが「内側縦アーチ」。かかとと小趾球を結ぶのが「外側縦アーチ」です（図4）。

この三つのアーチは、着地したときにクッションの役割を果たしたり、蹴り出すときにバネの役割を果たしたりしています。繰り返される踏み付け運動によって、足の

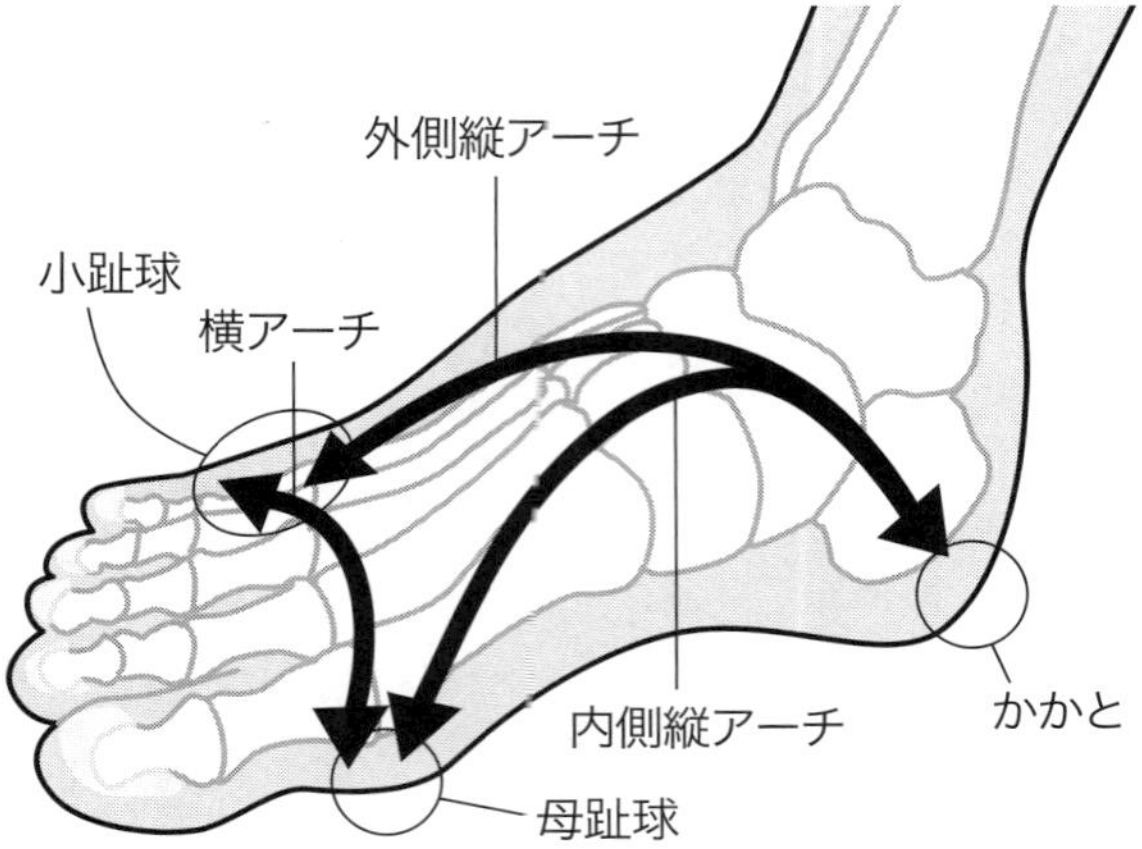

図4　足の「三つのアーチ」

裏の筋肉や神経が傷つけられるのを防ぐ役目もあります。

加齢とともにこうしたアーチが潰れていくのが、足形が変化する原因なのです。

このうち、もっとも剛性が低いのが横アーチ。アーチを支える筋肉が少なく柔軟に動く構造になっているので、加齢とともに、アーチ形状が崩れやすいのです。

一方、もっとも剛性が高いのは内側縦アーチ。底側踵舟靱帯《ていそくしょうしゅうじんたい》などの靱帯で、しっかり強固に連結されているからです。逆に言えば、内側縦アーチが潰れたときは、深刻な影響が出てくることがあ

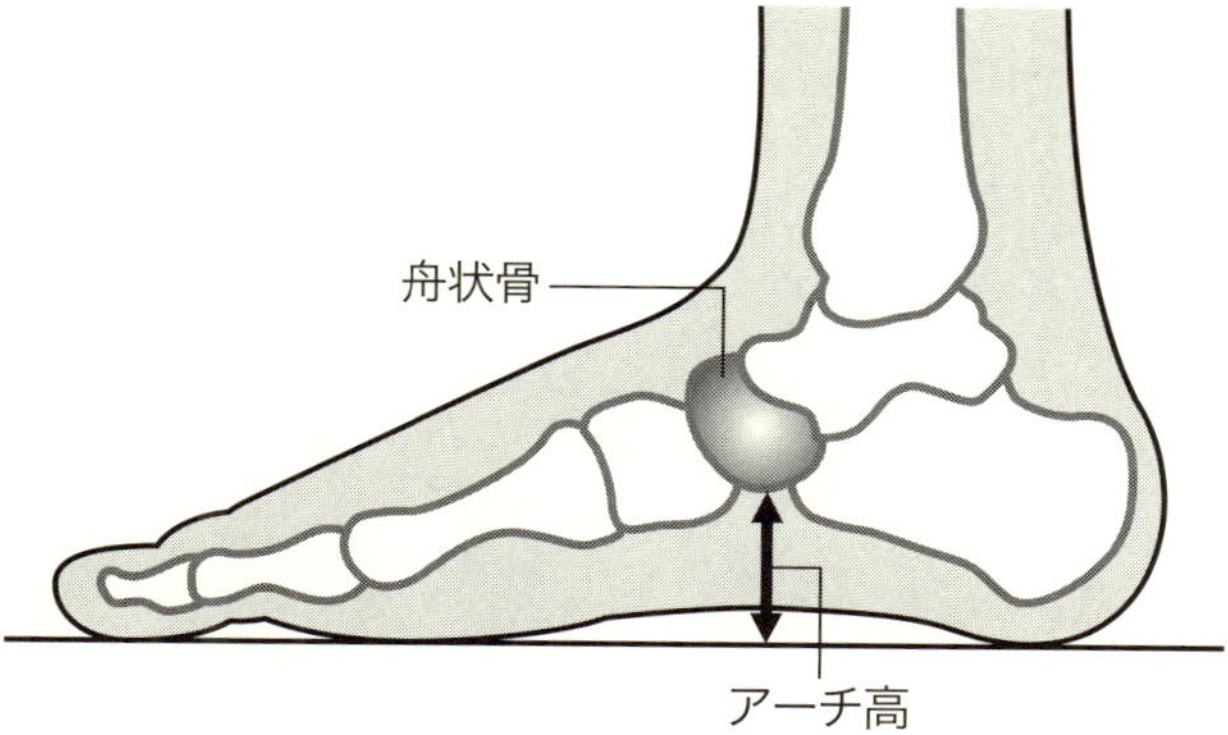

図5　内側縦アーチの高さを示す「アーチ高」

ります。

内側縦アーチは、土踏まずを作っているアーチです。ここが潰れると、偏平足になります。先に述べたように偏平足になると、外反母趾などが起こりやすくなります。

内側縦アーチの高さ「アーチ高」は、足にある舟状骨《しゅうじょうこつ》という骨が、どれだけ地面から離れているかで評価します（図5）。同じ足《そく》長《ちょう》に換算した50歳以上の平均で見ると、女性のアーチ高は、男性より6・6ミリも低く、偏平足の人が多くなります。この結果は、50歳以上の外反母趾が多いことと関係していると考えています。

また、50歳を過ぎてからの変化でもっとも特徴的なのは、足の幅が広くなること。これは横アーチが潰れた結果を表しています。

ほかにも、加齢によってさまざまな変化が起こります。かかとを内外方向の傾きで見ると、内側への傾き角度が小さくなる人が多いのですが、内側へさらに傾く人もいる。かかとの前後方向の傾きで見ると、ほとんどの人が前の方向へ倒れていきます。つまり前足部に力がかかりやすい状態になります。外反母趾や内反小趾になる人が増える。左足と右足の大きさの差が、大きくなる。こうした変化はすべてアーチの潰れと関係しているのですが、ここから、ひとつひとつ見ていくことにしましょう。

なぜ足の幅が広くなるのか

はだしで背伸びをしてみてください。足の指のつけ根のあたりで、折れ曲がっているのがわかると思います。この関節のことを「MP関節」といい、靴選びの基準となる「足囲《そくい》」は、この関節の周囲を測って得られます（図6）。

MP関節は、ちょうど横アーチのあるあたり。足の前方から見ると、横アーチは本来、「へ」の字状の形をしています。しかし、長年、上から体重をかけ続けることで、横アーチはだんだん潰れてきます。「へ」の字がどんどん平らになって、当然、

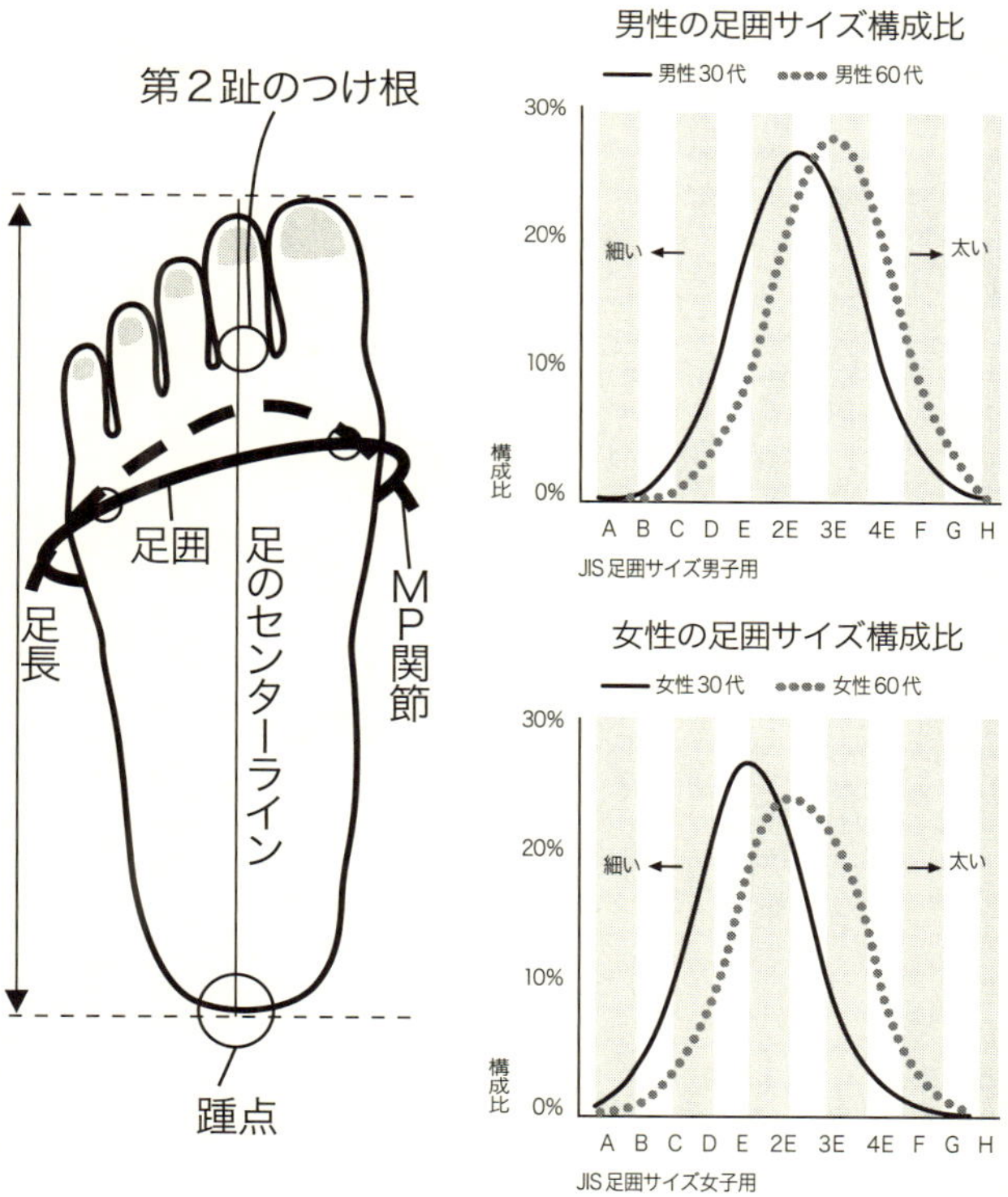

図6　JIS足囲サイズの構成比

太くなります。これが、加齢とともに足の幅が広くなるおもなメカニズムです。

年代別に平均足囲を比較すると、50歳以上は50歳未満より、女性で5・6ミリ、男性で3・2ミリ増加します。やはり女性のほうが加齢変化は大きいです。女性は骨格が華奢なため、そのぶんアーチも剛性が低く潰れやすいのです。

次に、足囲が大きく関係する靴のサイズを説明します。靴のサイズにはJIS規格があって、幅の狭いほうからA、B、C、D、E、2E、3E、4E、F、G（女性はFまで）とあります。足長と足囲をもとに決められています。

日本人男性の平均は2E、女性の平均はEですから、商品化されているのは、たいていEから4Eまでです。ごくごく稀《まれ》にDという細いタイプや、Fという太いタイプを見かける程度です。こうしたなかで高齢者の女性は、3Eや4Eといった太めの靴を選ばれる方が多い傾向にあります。

30代と60代で、足囲サイズの構成比を見てみましょう。男性でも女性でも、60代のほうが太めのサイズが多いことは同じです。しかし、女性のほうがより太いサイズに移行していることがわかります（図6）。

次に、かかとの前傾角度に関して説明します。興味深いことに、加齢によるかかと

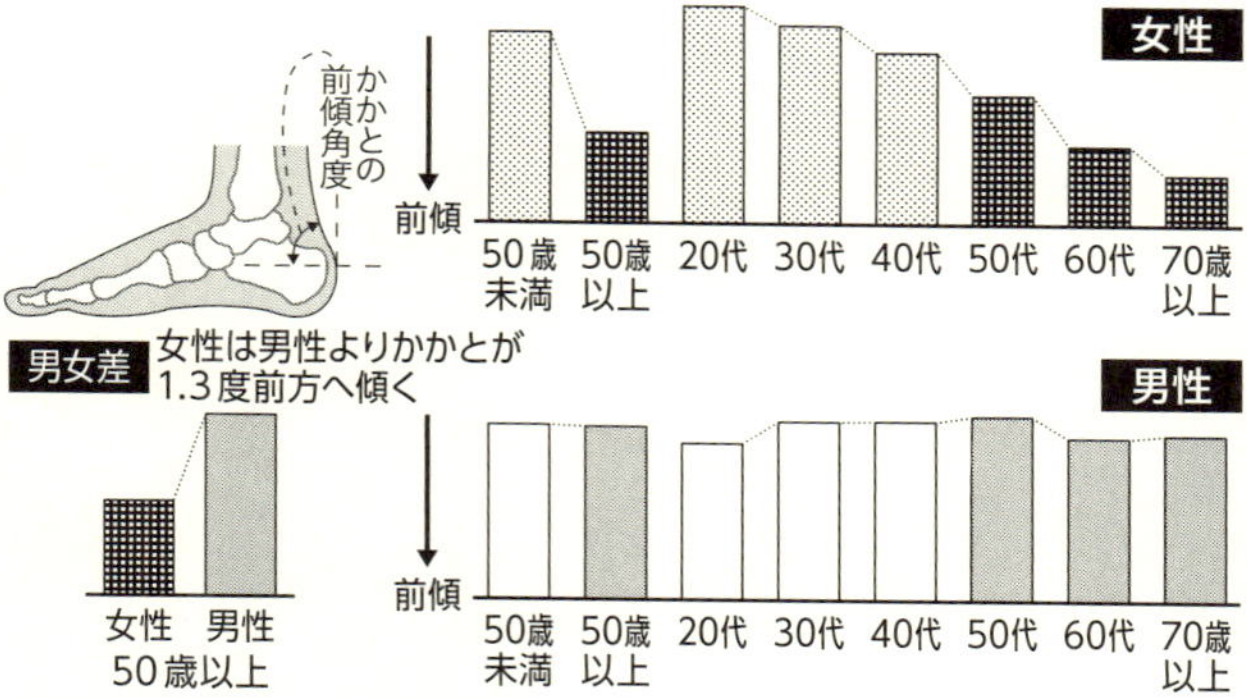

図7　かかとの前傾角度の平均

の前方への傾きが、女性と男性では違うのです(図7)。女性の場合、30代から下がり始めて、50歳を過ぎたところから顕著に前傾していく。50歳未満に比べて50歳以上は1・7度ぐらい前傾します。一方、男性の場合はほとんど変化がなく、60歳以降にやや前傾する程度です。

かかとが前に倒れると、前足部に体重がよりかかるようになります。このため、横アーチにさらに体重がかかって、潰れていく。その結果、女性のほうが、足の幅が広くなることが多い、というメカニズムで考えています。

かかとは内側へ倒れていなかった

足に長年体重をかけ続けていると、女性でも男性でも、影響が出てくるのは当然の話です。

しかし、変化の仕方が、女性と男性で異なっているのは興味深いと思います。やはり、女性の骨格のほうが華奢で崩れやすいのでしょう。

日本人のかかとをうしろから見たとき、そもそも2度ほど、内側へ傾いていると述べました（かかとの外反）。この傾きは加齢によって小さくなります。

その加齢による傾きの変化にも、男女差は見られます。平均でいうと、70歳以上で女性のほうが男性よりかかとの外反角度が0・5度小さくなります。より外側に体重がかかるようになる人が多いのです。

内側縦アーチの高さは、舟状骨から地面までの距離で評価すると述べました。この舟状骨は、足の内側寄りにある骨です。加齢によってかかとの内側への傾きが小さくなるということは、連結されている舟状骨の位置も高くならないとおかしいはずです。

ところが、図8右下に示すアーチ高の年齢層別のグラフを見ると、男性では50歳未満と50歳以上であまり差が見られないのです。一方、右上に示す女性の場合はアーチ高がむしろ低くなり、50歳以上で0・9ミリ低くなります。ここから考えられるのは、かかとが内側に傾かないぶんだけ内側縦アーチが潰れているのだろうということ

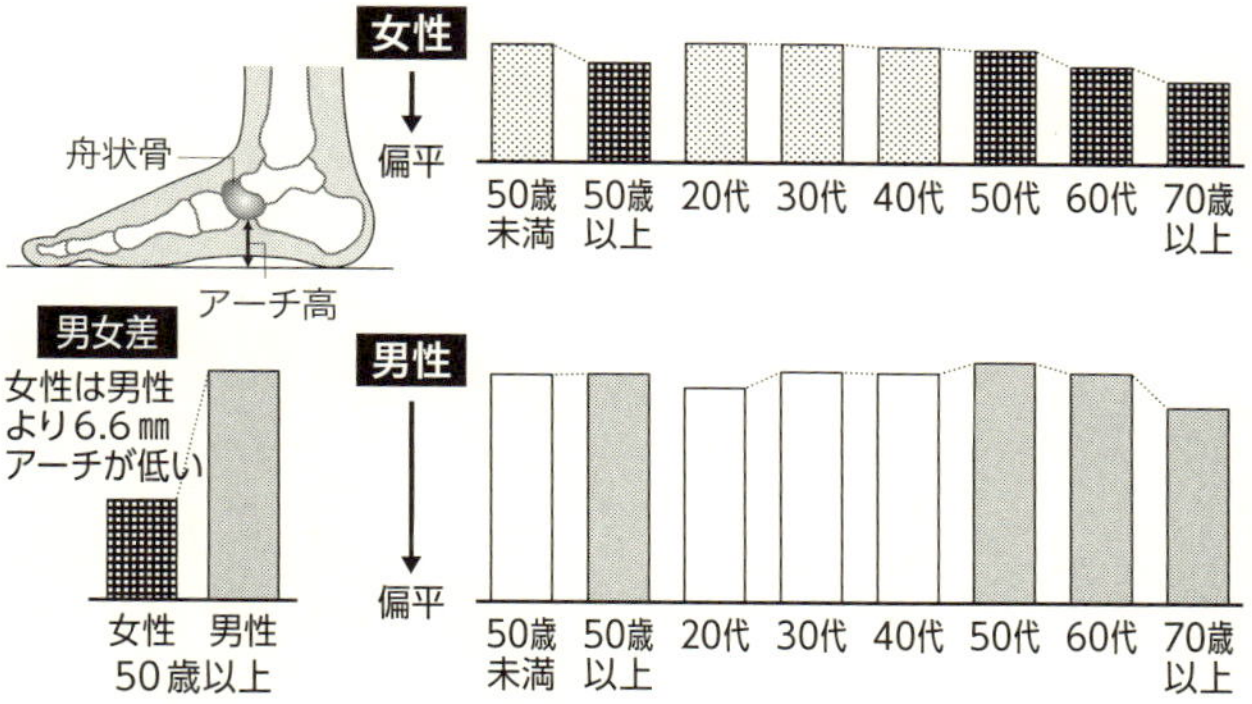

図8　アーチ高の平均（同一足長に換算）

です。つまり、三つのアーチのバランスが崩れてきているのです。

もちろん、かかとがさらに内側へ傾く人の場合は、アーチ高がもっと低くなります。どんどん偏平足に近づいていくわけです。

なお、図8右に示すように本格的にアーチ高が低くなりだすのは、女性の場合は60代から、男性の場合は70代からです。

50歳以上の多くは、かかとが前に倒れながら、かかとの内側への傾きが小さくなる（逆に内側へ傾く人もいる）。これが50歳を境に起きている変化なのです。女性のほうが顕著だとはいえ、男女ともに横アーチも内側縦アーチも潰れていくわけです。

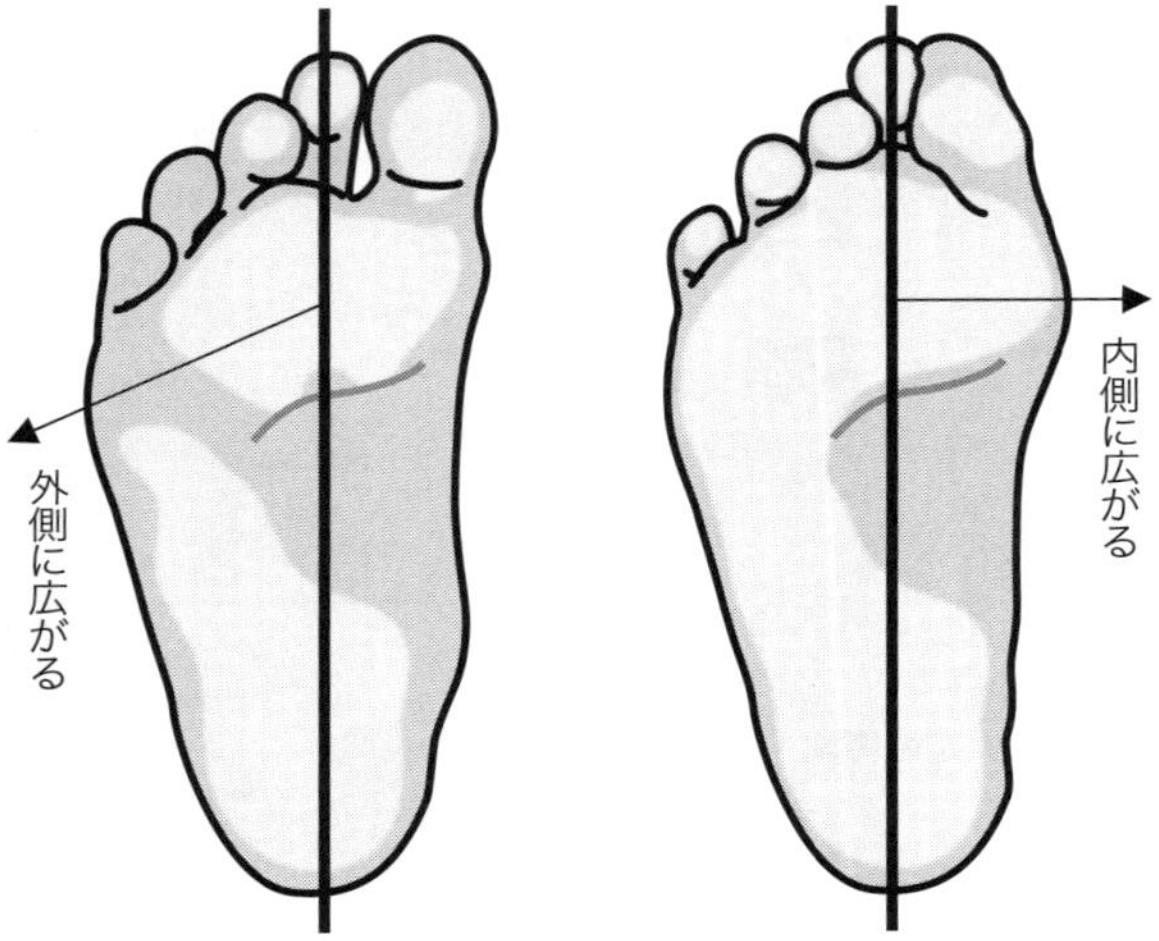

図9　「開帳足」のタイプ

大半は足が外側へ広がっていく

足が太くなる点について、さきほどは足囲の変化で述べました。横アーチが潰れることで、足囲が「どれだけ太くなったか」を見ました。

そこに、かかとの内側方向への傾きの要素を加えると、「どのように太くなるか」が見えてきます。かかとが内側へ傾く人と、逆に外側に傾く人がいるわけですから、前足部についても、内側へ広がっていく人と、外側へ広がっていく人がいます。

横アーチが潰れて、幅が広がった足は「開帳足《かいちょうそく》」と呼ばれます。図9

のように、同じ開帳足でも2種類あって、外側に広がっていくタイプ（左）と、内側に広がっていくタイプ（右）があります。

どちら方向へ広がったかを見るときに、私たちはまず足のセンターラインを基準に置いて考えます。かかとのもっとも後端を「踵点《しょうてん》」と呼びます。この踵点と、第2趾（人差し指）のつけ根を結んだ線が、足全体のセンターラインです（31ページの図6を参照）。

複雑なので説明は省きますが、図10の足のイラストのように、前足部の中心線と、後足部の中心線を求めます。足全体のセンターライン、前足部の中心線、後足部の中心線の三つの関係で、足がどちら方向に広がっているかを考えるわけです。

図10の下のように、平均的な足は、後足部の中心線はセンターラインのかかとを基点として少しだけ外側へ傾き、前足部の中心線はセンターラインのつま先を基点として少しだけ外側に傾いています。基本になる足という意味で、こうした足のことをアシックスでは「スタンダード足」と名付けています。

これが加齢によって変化していきます。後足部と前足部の中心線がさらに外側に傾く人がいます。このような足のことは「カーブ足」と呼んでいます。外側へ広がって

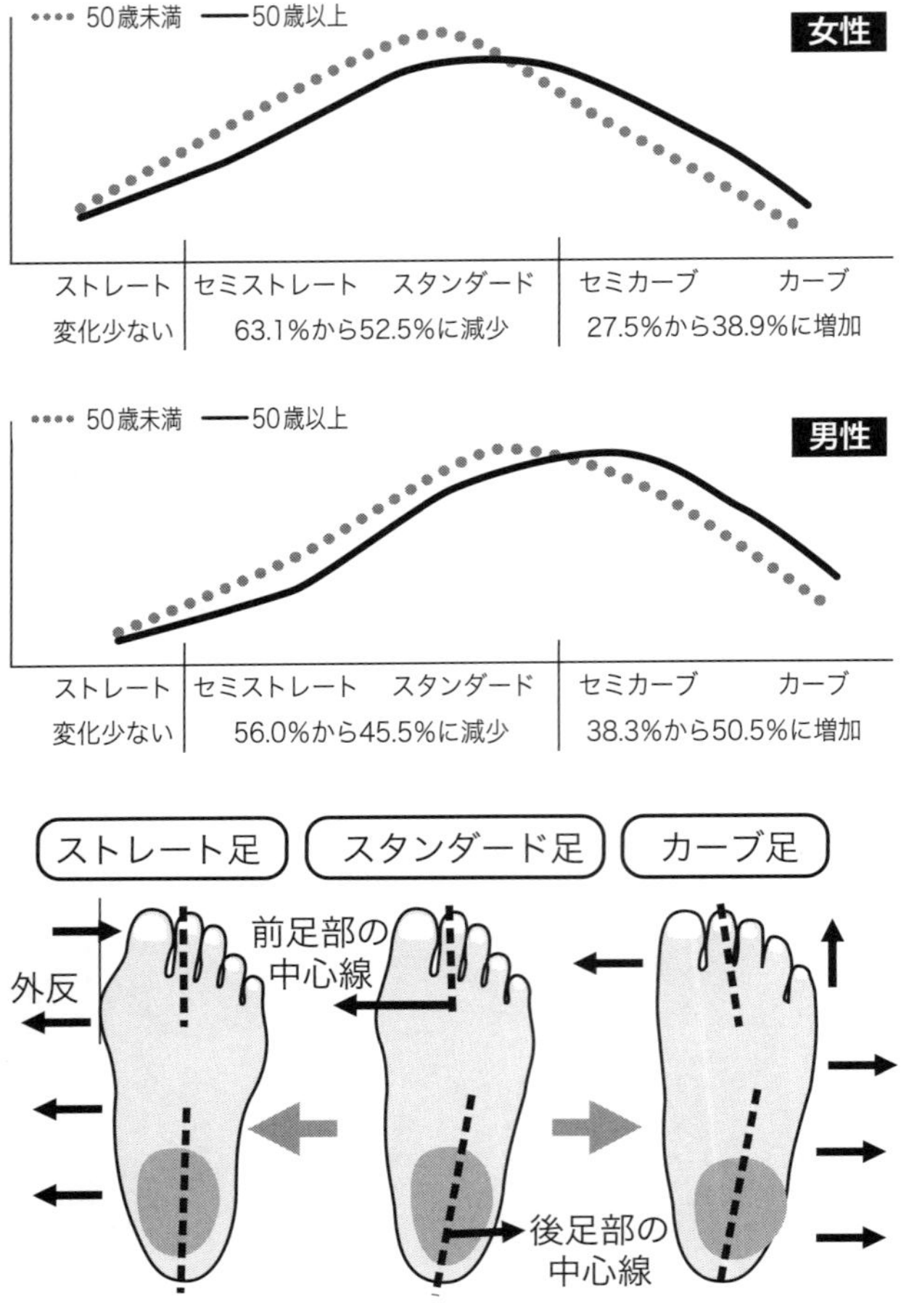

図10　「ストレート足」「スタンダード足」「カーブ足」の構成比

いくタイプの足のことです。

一方、まったく逆に、後足部と前足部の中心線が内側に傾くことで、センターラインとほぼ一直線に近くなる人がいます。このような足を「ストレート足」と呼んでいます。こちらは内側へ広がっていくタイプの足のことです。

その構成比を見たのが、図10の上のグラフです。50歳未満と50歳以上で、ストレート足の比率はほぼ変わりません。若いときにストレート足だった人は、歳を重ねても内側や外側へ広がっていかず、ストレート足のままだということだと考えられます。

一方、加齢で増えたのは、セミカーブ足とカーブ足です。女性のセミカーブとカーブを合計した割合は、50歳未満で27・5パーセントだったのが、50歳以上で38・9パーセントになっています。約40パーセントの人はカーブ足傾向になっていくのです。

スタンダード足やセミストレート足の人は、逆に50歳を超えると減ります。それらの減少したぶんが、セミカーブやカーブに移行したと考えています。

つまり、ストレート足を除く大半の足は加齢とともに、足が外側へ広がっていくことがわかります。このため、カーブ足になる人が多いと考えています。

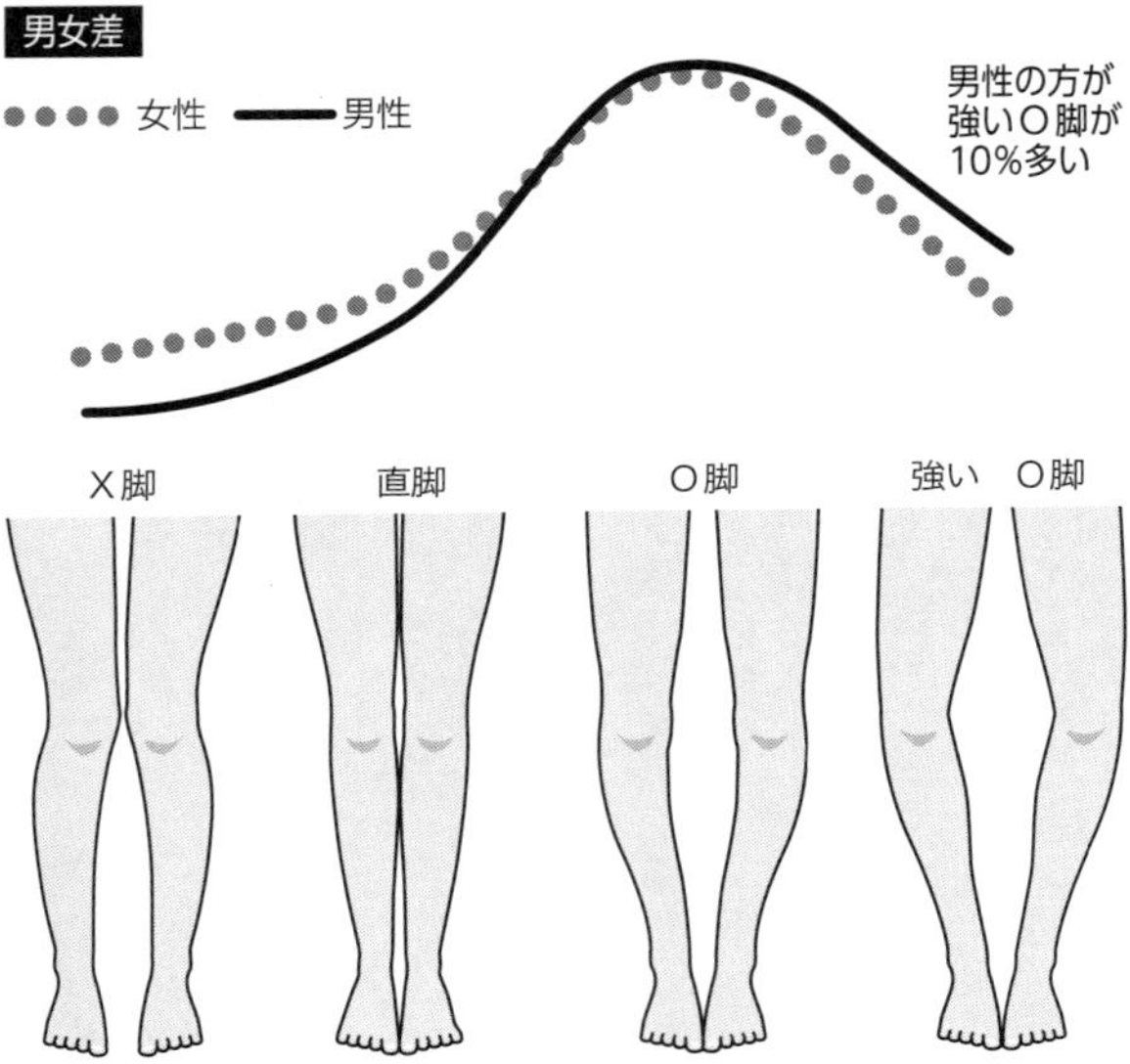

図11　強いO脚は男性のほうが多くなる

O脚のどこが問題か

ストレート足は、内側へ広がることで親指が圧迫されるため、外反母趾のリスクが特に高い足だと言えます。一方、足が外側へ広がっていくカーブ足は、O脚の影響を受けていると考えられます。

O脚になると、何が問題なのか。まず考えられるのは、足の外側に体重がかかりやすくなるため、内反小趾になりやすいことです。外反母趾の逆です。

さらに、ひざの内側に力が

かかりやすく、ひざの内側の軟骨がすり減っていきます。骨と神経が直接ぶつかるようになって、痛みを生じます。高齢者がよくひざの痛みを訴えるのは、こうした「変《へん》形性膝関節症《けいせいしつかんせつしょう》」を発症していることが多いのです。

外反母趾や変形性膝関節症については第5章で詳しく解説しますが、多くの高齢者が悩まされています。また、O脚についても男女問わず、悩んでいる人は多いはずです。

軽度なO脚は男女でさほど差はないのですが、強いO脚では男性のほうが多くなります（図11）。女性はX脚や直脚（両足の内側をぴったりとくっつけて、両ひざ関節部にすき間がない状態）のほうが多く、O脚は男性のほうが多い傾向になります。

ただし、歳を重ねると、女性もO脚が多くなります。変形性膝関節症に悩まされるのは、むしろ女性のほうが多いくらいですが、こちらも詳しくは第5章で解説します。

自分の足に合わせた靴選びが重要

カーブ足、ストレート足といった分類はアシックス独自のもので、靴作りに活かされています。

さきほど見たA、B、C、D、E、2E、3E、4E、F、Gというサイズは、足長と足囲で決まります。足長というのは、かかとから一番長い指（人によって違います）の先までの長さのことです（31ページ図6参照）。

足の形状が異なっても、同じ足長、同じ足囲なら、計算上は2Eや3Eなど、まったく同じサイズになります。しかし、外側へ広がったカーブ足であるか、内側へ広がったストレート足であるかによって、同じサイズの靴を履いても履き心地はまったく異なってきます。それらのタイプに応じた靴作りをすれば、よりフィット感が出てきます。

高齢者の多くは「窮屈だから、もっと幅広の靴が欲しい」とおっしゃいます。加齢とともに足の幅が広がるため、当然と考えています。だから、3Eとか4Eとかいった幅広タイプがよく売れます。

ところが、私たちが足囲を測ってみると、それほど幅が広くない足でも、幅の広い靴を履いているケースが少なくないのです。このような人たちは足の幅が広がったために窮屈に感じているわけではなく、カーブ足に変形したから窮屈に感じていると思われます。

このため、シューフィッターなどの靴の専門家の目から見ると「そこまで幅広の靴を選ばなくても……」ということが起きます。足に合わないブカブカの靴を履いていると、また別の障害が出てくることになるので、自分の足に合った靴選びが大切です。

こういった背景を踏まえて、サイズは変えずに、カーブ足に対応した靴を作ることにしました。全体に幅広にするのではなく、外側方向に余裕を持たせた作りにする。指先の部分が少し太くて、全体に少しだけ外側へ広がっているような形状の靴です。

要は、ちょっとしたバランスなのです。足長、足囲だけで判断されるお客様が多いので、「私、履く靴がないのよ」というケースがよく見られます。

このため、アシックスは日本人の足に合わせてスタンダード足だけでなく、カーブ足対応の靴も用意しています。

「シューズをいろいろ試したんですが、同じサイズでも、アシックスの靴のほうが足になじんで履きやすいですね」

そんな声を耳にします。その理由が、日本人の足の特徴に合わせた靴作りと関係しているのであれば、非常にうれしいことだと思います。

ストレートのラストを作らない理由

若い人の足は本来持っているアーチの機能が高く、多少、窮屈な靴を履いても、アーチが復元できるため、痛みを感じにくい傾向があります。極端なことを言えば、デザイン重視や値段重視で窮屈な靴を選んだとしても、足が柔軟に対応できてしまうことが多いのです。

しかし、高齢者は加齢とともに、アーチの機能が低下するため、窮屈な靴を履いてしまうと、アーチが復元して対応できなくなるので、内反小趾や外反母趾が進行してしまう傾向になります。

高齢者用の靴と若者用の靴は分けて考えないといけないのです。このため、特に50歳以上の方を意識して、カーブ足用の靴を用意しているわけです。

先に述べたさまざまな足形に合わせた靴を作るということは、その靴用のラスト（靴型）を作ることを意味しています。アシックスでは、通常のスタンダード足用のラストに加え、カーブ足用のラストも作っているということです。

カーブ足用のラストは作るのに、ストレート足用のラストを作らないのは、なぜか？　もちろん理由があります。

ストレート足は全体に少し内側へ広がりますが、親指つけ根部分だけが突出する人が多いです。この第1趾側角度の個人差が大きいため、共通のラストを作って対応するのが難しいのです。

そこで、ストレート足の人のためには、靴ではなく、中敷きで対応しています。三つのアーチをサポートするパーツを、それぞれの人に合わせて組み合わせ、中敷きに貼り付けます。そうすることで、かかとが内側に倒れ込まないようにサポートしています。

なお、さらに外反母趾が進んだ方には、第5章でご紹介するような特殊な中敷きを用意しています。

つま先の形状を見れば、変化が予想できる

実は、自分の足がどう変形していくかは、つま先の形状を見ることで、ある程度は

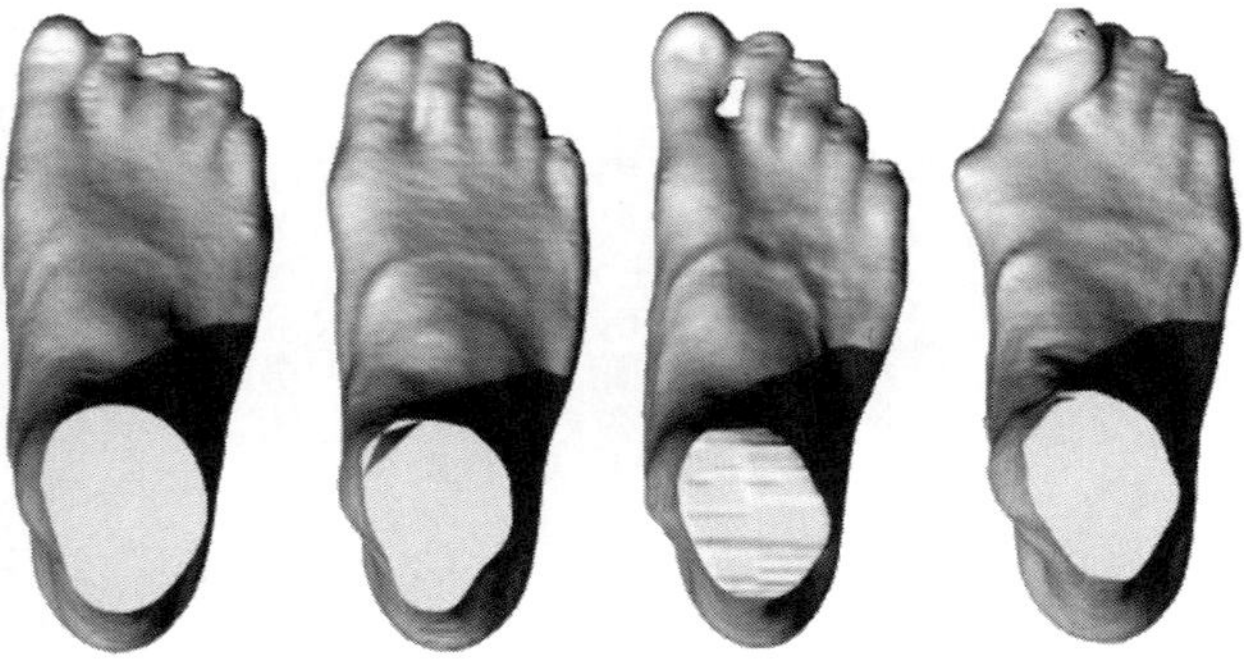

予想することができます。

つま先の形状によって4タイプに分類されています（上写真）。

まず母趾の変形が大きいのが「母趾の外反」タイプで、日本人の構成比は約10パーセントです。

第1趾（親指）がもっとも長いのが「オブリーク」タイプ。エジプトの彫刻にこの足形が多いので、エジプト型とも呼ばれます。日本人の足の約60パーセントはオブリークです。

第2趾（人差し指）がもっとも長いのが「ラウンド」タイプ。ギリシャの彫刻にこの足形が多いので、ギリシャ型とも呼ばれます。

そして四つ目が、指の長さにあまり差がない「スクエア」タイプです。

ラウンドとスクエアが15パーセントずつです。

こうした形状は生まれ持ったもので、子供の頃にラウンドだった人が、大人になってオブリークに変わるようなことはあまり起きません（オブリークやラウンドの人が母趾の外反に分類されるようになることは起きます）。

オブリークおよびラウンドと、スクエアは、高齢者の特徴としては分けて考えたほうが良いです。

オブリークとラウンドには足が内側に広がっていく人と、外側に広がっていく人がいます。一方、スクエアは足が外側に広がっていく人が多いのです。

スクエアは、内側縦アーチが持ち上がり、親指や人差し指がかかとの方向へ引っ張られます。その結果、どの指も同じぐらいの長さになっているのだろうと考えられます。

こうした形状は、歳を重ねても崩れにくいです。三つのアーチのうち、内側縦アーチだけが高いということは、かかとが外側へ傾きやすくなる。このため、足は外側へ広がっていくのです。スクエアの人が外反母趾になることは他のタイプより少ないと考えられます。

ラウンドはハンマートウに注意

一方、日本人の大半を占めるオブリークとラウンドの人は、内側縦アーチが高くありません。かかとが内側へ傾いていった場合、内側縦アーチが潰れて、偏平足になりやすいのです。また、その結果、外反母趾になりやすいと言えます。

もっとも注意すべきポイントは、偏平足になっているかどうかです。たとえかかとが内側へ傾いたとしても、アーチさえしっかりしていれば、着地したときにクッションの役割を果たせますが、偏平足だと、それができないのです。

このため、外反母趾になることを注意しておく必要がある足形は、オブリークやラウンドの形をしていて、かかとが内側へ傾いていて、なおかつ偏平足の方、ということになります。ちなみに、日本人の約25パーセントは、偏平足と言われています。

歳を重ねると、かかとの内側への傾きが小さくなり、外側に広がったカーブ足になる人のほうが多いと述べました。オブリークやラウンドの形をしていても、大半の人は、かかとの内側への傾きが小さくなっていくのです。とはいえ、そのパターンでも外反母趾になる人がいることは、すでに説明した通りです。

オブリークとラウンドにも違いがあります。

オブリークのように親指が突出している人は、小さめの靴を履いたとき窮屈に感じやすいが、ラウンドの人はあまり窮屈に感じません。

この違いは何に起因するかというと、指の関節の数です。親指だけは、他の指より骨が1本少なく、関節も一つ少ないのです。親指以外の指は折り曲げやすいので、体重をかけたとき、爪が下を向く。一方、親指は体重をかけると、指先が反《そ》り返ります。

親指が長いオブリークの人は、小さな靴を履くと、反り返った親指が靴の内部に当たって窮屈に感じます。

それに対して、ラウンドの人は、人差し指のほうが親指より長い。人差し指は折り曲げやすいので、つま先が狭くても対応できてしまうのです。

つまり、ラウンドの方は、お洒落だけど窮屈な靴を選んでも、あまり苦にならないことが多いのです。その結果、自分でも気づかないうちに、指先に負担をかけ続け、指先が「へ」の字状に曲がってしまいやすいのです。

つまり、親指以外の指が曲がったまま伸びなくなるハンマートウにもっとも気をつけるべきは、ラウンドの人だと言えます。

日本人は欧米人より足の悩みが深い

オブリーク、ラウンド、スクエアが占める割合は、欧米人も日本人とそれほど変わりません。

これは私たちにとっても意外な結果でした。欧米人のほうがアーチが高いからです。アーチが高いのだから、当然、スクエアが日本人よりも多いのだろうと予想していました。

しかし、調べてみたところ、欧米でもオブリークがいちばん多いことがわかりました。

アーチ高（同じ足長に換算）の平均を日本人と比較すると、イギリス人は6・3ミリ高く、アメリカ人は1・9ミリ高い。欧米人のほうが明らかに内側縦アーチは高いのです。

かかとの前傾角度を日本人と比べても、イギリス人は1・9度大きく、アメリカ人は0・6度大きい。日本人のほうがかかとは前方に傾いていています。かかとが前方に傾いていると、前足部にかかる負担が大きくなります。日本人のほうが横アーチも潰れやすいわけです。

日本人の足は内側縦アーチが低くて偏平足になりやすく、横アーチが潰れて開帳足になりやすい。ただでさえそんな条件を持っているのに、加齢によって、それがさらに加速するわけです。

このようなことから、日本人は外反母趾になりやすいと考えられます。第1趾側角度を比べても、イギリス人やアメリカ人より、日本人は外反が1・5度も大きいのです。

日本人はかかとが内側へ2度ほど傾いていますが、欧米人のほうがさらに傾いており、内側に体重がかかりやすいのです。それでも外反母趾になりにくいというのは、それだけ内側縦アーチがしっかりして、強靱《きょうじん》な土踏まずを持っているからと言えます。

欧米人はそれだけ内側へ体重がかかっているので、日本人ほどはO脚になりにくいと考えられます。変形性膝関節症になる人も、日本人ほど多くないと予想できます。日本人は欧米人より悩みの多い足であることがうかがえます。

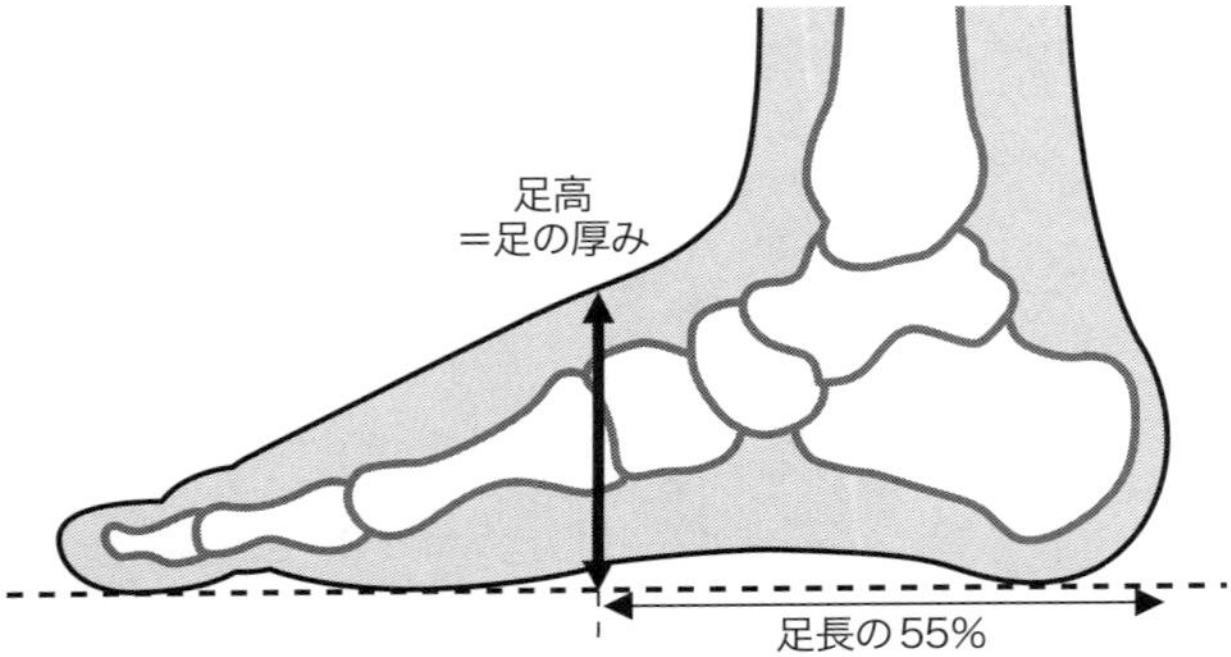

図12　足の厚みは「足高」で測定する

「日本人は幅広甲高」は間違っている

いまだに「日本人の足は幅広甲高だ」と言われることがありますが、これは明らかに間違っています。

足囲（同じ足長に換算）を日本人と比べると、イギリス人は3・3ミリ細く、アメリカ人は3・8ミリ細い。欧米人のほうがスマートな足で、日本人のほうが幅広だという点までは正しいのです。

しかし、甲高という部分が間違っています。足の厚みは、かかとから足長の55パーセントの位置で、地面から甲までの距離を測ります。「足高《そっこう》」と呼ばれる数値です（図12）。

足高（同じ足長に換算）を日本人と比べると、イギリス人は3・1ミリ高く、アメリカ人は2・

1ミリ高い。日本人の足は甲が低く、厚みが小さいと言えます。

俗説と違い、日本人の足は「幅広甲低」なのです。靴を窮屈に感じやすいのです。加齢とともにアーチが潰れ、バランスが崩れると、さらに窮屈に感じるわけです。

アーチの剛性が低いと、当然、変形も進みやすくなります。かかとが内側に傾いたら外反母趾になりやすく、かかとが外側に傾いたらO脚になりやすいので注意が必要です。足のバランスが崩れることで、加齢とともにさまざまな問題が出てきます。

要は、日本人の足はデリケートなのです。欧米人に比べ、日本人のほうが靴選びに注意を要する、と考えています。

足には左右差がある

人間の足には左右差があります。

図13上に示すように、足長で見たとき、山の頂点が左に寄っており、左足のほうがわずかに長い人の方が多い（図13）。左右合わせて5ミリ以上の差がある人は6パーセントほどいます。

図13下に示す足囲で見ると、山の頂点が右に寄っており、右足のほうが太い（幅

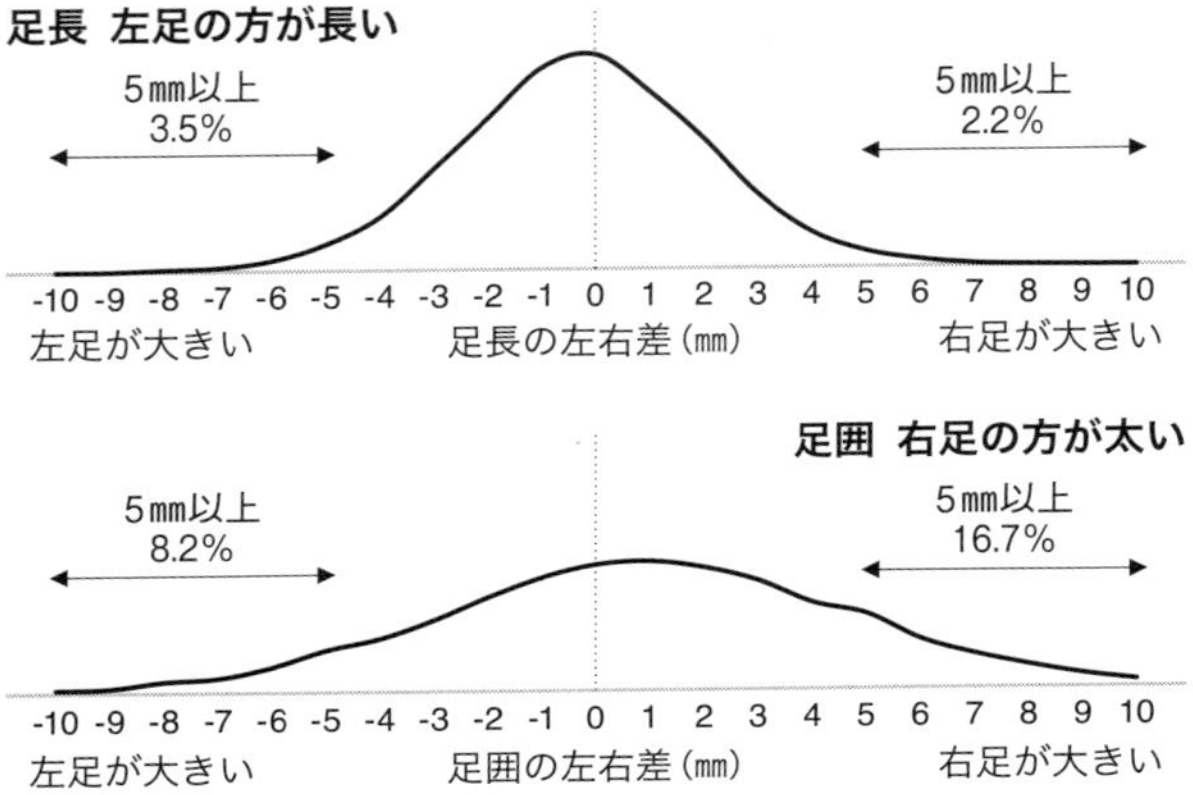

図13　足の左右差の構成比（足長、足囲）

広）です。左右合わせて、足囲が5ミリ以上の差がある人は25パーセントもいます。

これは右足と左足の使われ方が違うからだと思われます。左足を「支持足」として、右足を「機能足」として使う人が多いのが要因と考えています。

支持足というのは、身体を支える足。機能足というのは、動作を起こす足です。サッカーでたとえれば、踏み込んで身体を支えるほうが支持足、ボールを蹴るほうが機能足です。

自転車に乗るとき、その左側に立って、左足で身体を支えながら、右足でまたがる人が大半ではないでしょうか。つまり、手に利き手があるように、足にも利き

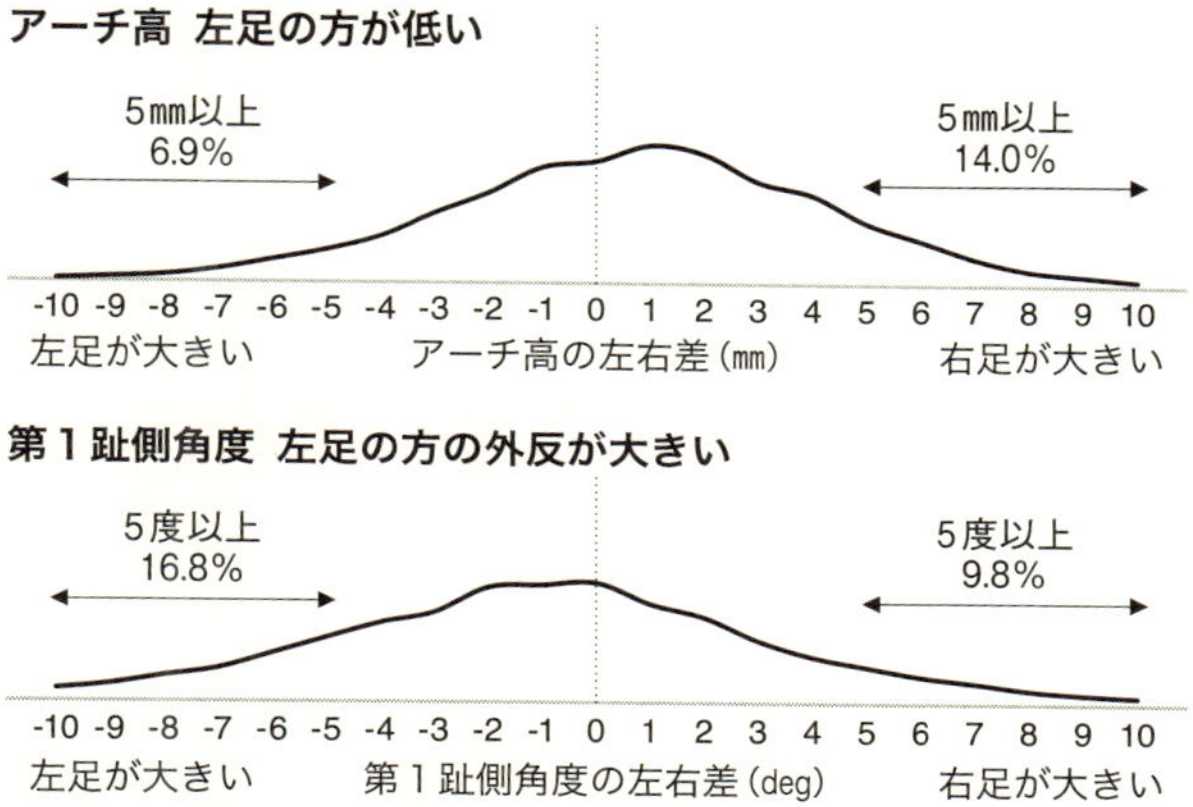

図14　足の左右差の構成比（アーチ高、第1趾側角度）

足があるのです。利き足が機能足、もう一方が支持足だと考えるとわかりやすいと思います。これが機能足と支持足の違いです。

アーチ高を見ると、左足のほうが低いです（図14）。つねに体重をかけているため、内側縦アーチが潰れやすいのでしょう。アーチが潰れ、その結果、足が長くなっているのだと思います。

実際、かかとの内側への傾き角度も、第1趾側角度も、左足のほうが大きいです。左足のほうに体重をかけている結果だと考えています。つまり、左足のほうが偏平足や外反母趾になりやすいと考えられます。

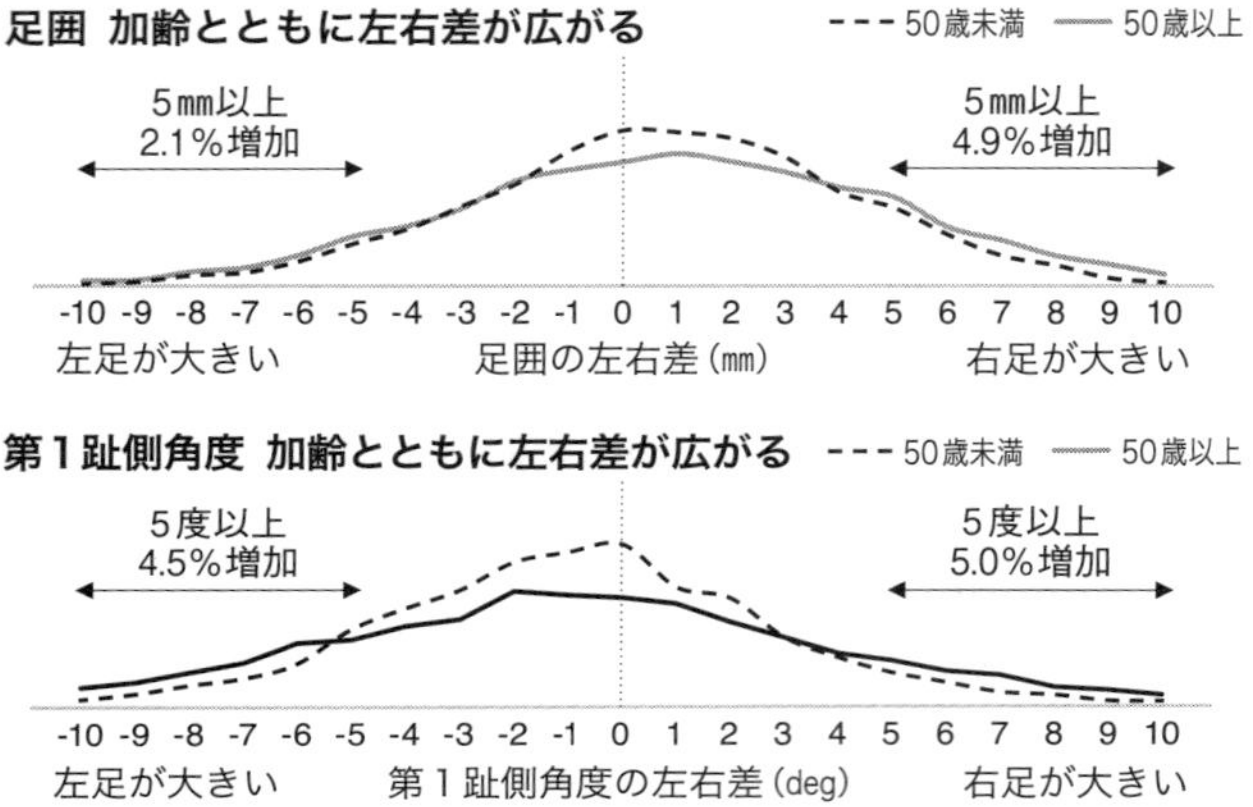

図15　足の左右差の構成比（加齢変化 足囲、第1趾側角度）

一方、右足は機能足として使うために、筋肉が発達している印象があります。内側縦アーチも、甲の高さも、右足のほうが高い。足囲が太いのは、しっかり踏み出すため、前足部分に体重がかかって横アーチが潰れているのだと思われます。横方向に力をかけることが多いのも、右足のほうが幅広になる原因と考えています。

左右差も加齢とともに拡大していく

図15に加齢による女性の足囲の左右差を示します。興味深いのは、足囲の左右差も、加齢とともに大きくなっていくことです。

足囲に着目すると、ほとんど左右差のな

い人が減少していき、どちらかの足囲が太くなる人が増えていきます。やはり50歳を超えると左右差が大きい人が増えていくのです。

左足のほうが太くなる人も少しだけいるのですが、だいたいの人は右足のほうが太くなっています。5〜10ミリも右足のほうが太い人は、50歳以上で4・9パーセントも増加します。

図15下に示す第1趾側角度の左右差も同様です。右足と左足を比べて5〜10度の差がある人は、50歳以上で5・0パーセントも増加します。足囲に関しては右足が太くなる人が大半でしたが、母趾の外反については左足のほうが大きいことがわかると思います。

百万人ぶんもの足のデータを蓄積し、分析したことで、「50歳の境界」が足の特徴の細部にわたるまで表れることがわかりました。

左右差が拡大したからといって、すぐに何か足のトラブルが出てくるわけではありません。しかし、左右のバランスは、歩き方に確実に影響を与えると考えられます。小さなバランスの崩れが、日々の生活を繰り返すことにより、さまざまなトラブルに結びついてくると考えています。

歳を重ねても、左右差が広がらないようにするためには、正しい靴選びや歩き方を身につけることが大切なのです。

第2章　「50歳を過ぎると、歩き方はこう変わる」

歩行姿勢と加齢変化の36項目

「ロコモティブ・シンドローム」という言葉があります。加齢や生活習慣が原因で、運動機能が低下する症状です。「立つ」とか「歩く」とか、ごくごく日常的な動作を行うことに支障が出てきます。

健康で長生きするためには、いつまでも自分の足で歩くことが重要となります。ロコモティブ・シンドロームを減らすことも、私たち研究所の使命なのです。

では、加齢とともに、歩き方はどう変化していくのでしょうか？

体にマーカーをつけなくても、3Dセンサーに向かって数秒歩くだけで歩行姿勢が計測できるシステムを、NECソリューションイノベータと共同で開発した話はしました。その「歩行姿勢測定システム」を使って、足形と同じように、歩き方は50歳頃から衰えてくるのか、またどのポイントが衰えやすいのかを調べてみました。

調べたのは、以下の項目です。身体のさまざまなパーツごとに、年齢とともにどんな変化が表れるかを計測しました（各項目の数字が図16の数字に対応）。

・全体：1、歩行速度。2、ピッチ（単位時間当たりの歩数）。その左右差。

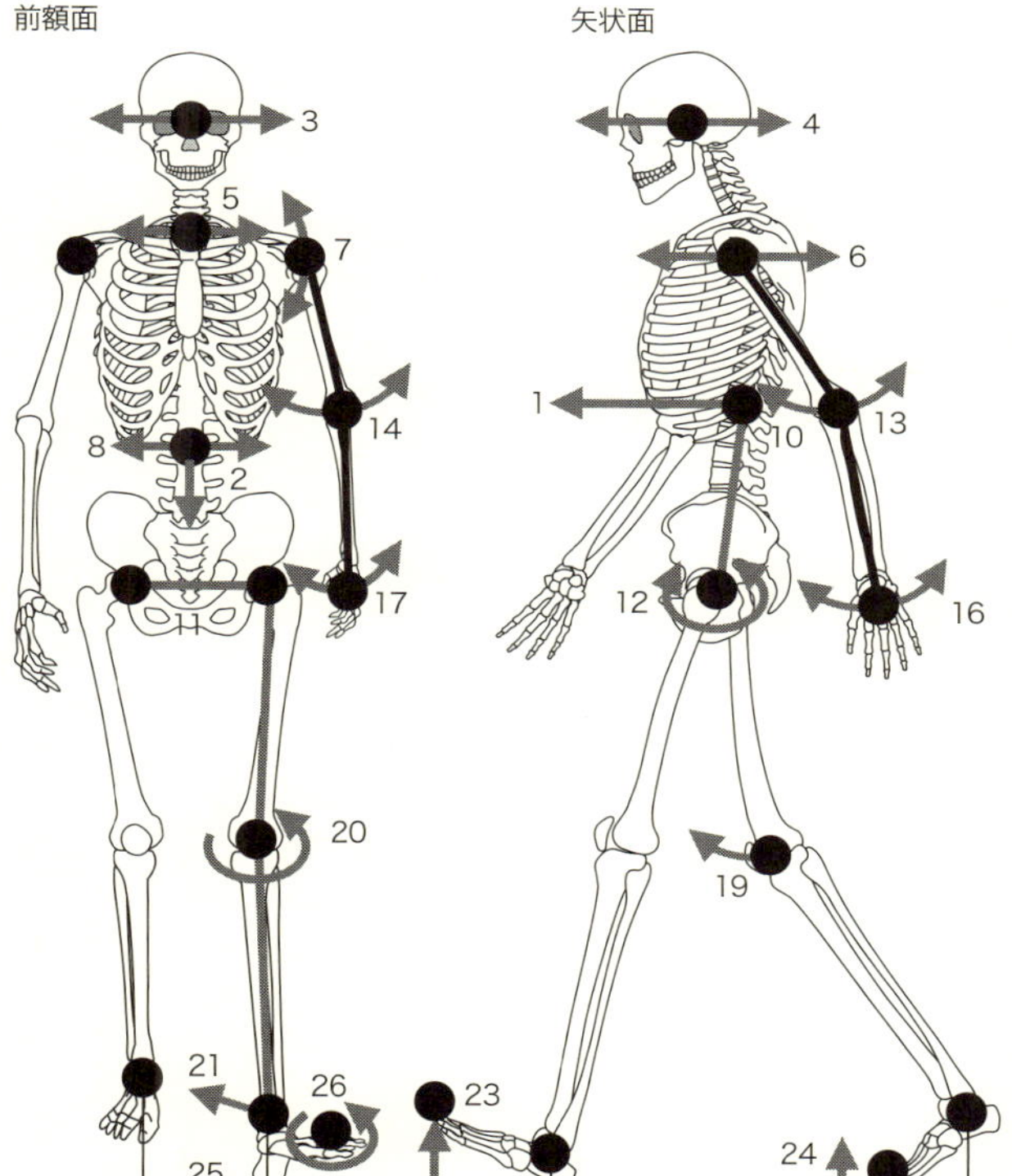

図16　歩行姿勢の測定ポイント

・頭：3、頭の左右へのズレ。頭の横揺れ。4、頭の前後へのズレ。頭の前後揺れ。
・肩：5、肩の左右へのズレ。肩の横揺れ。6、肩の前後へのズレ。7、肩の落ち。その揺れ。
・胸腰：8、体幹の横揺れ。
・腰：10、腰の曲がり。11、腰の揺れ。12、腰の回転振れ幅。
・腕：13、腕振り。その左右差。14、腕の横振り。その左右差。
・ひじ：16、ひじの振り。その左右差。17、ひじの横振り。その左右差。
・大腿：19、ももの上がり。その左右差。
・ひざ：20、ひざの向き。その左右差。
・下腿：21、すねの倒れ。その左右差。
・足：22、ストライド（一歩の大きさ）。23、つま先の上がり。24、フットクリアランス（離地した時に足がどれぐらい上がっているか）。25、歩隔《ほかく》（前から見たとき、右足と左足がどれぐらい離れているか）。26、つま先の向き。その左右差。

9、15、18が抜けています。9は猫背、15は腕振り（水平面）、18はひじの振り（水平面）といった要素を測定したものです。もともと44項目を対象とし、精度検証実験

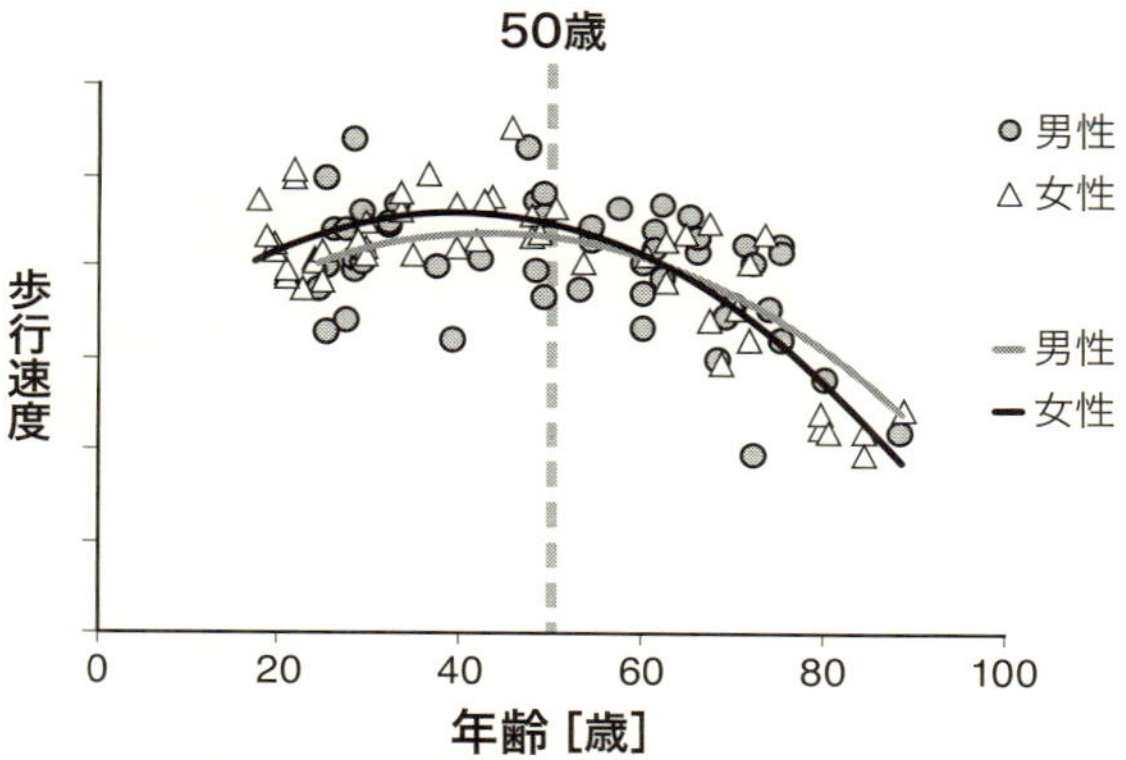

図17　歩行速度は50歳から急降下

で36項目選定しています。要は、全身のさまざまなパーツについて、加齢による変化を見ていったということです。精度が担保された36項目を学会発表しています。

やはり歩行速度がカギだった

これだけたくさんの項目を調べれば、顕著に変化するものもあれば、あまり変化が見られないものもあります。

50歳を境に大きく変化しているものの代表は、「歩行速度」です。図17は、年齢と歩行速度の関係を散布図で表していて、灰色の線は男性、黒色の線は女性の近似直線（傾向）を表しています（以下同）。

前章で見た足形に関しては、女性が50歳頃からかなり大きく変化したのに対し、男性の変化はゆるやかでした。しかし、歩行スピードに関しては、女性・男性を問わず50歳で急激に落ちているのがわかると思います。

これまでも経験的に「歩行速度は、歩行能力を代表する数値だ」と考えていました。やはり歩くスピードは、歩行能力を見る最高の指標だったわけです。

グラフを一瞥《いちべつ》しただけで、変化の境目が60歳でもなく、40歳でもなく、まさに50歳のところにあることを実感していただけるでしょう。50歳未満と50歳以上では、まったく違う様相を呈しています。

20～50歳にかけての加齢変化は、男女ともにほとんど見られません。

それに対して50歳以降は、全体的に速度が落ちている印象があると思います。しかも、個々人で差が出てきます。70歳になっても20歳と変わらないスピードを保っている人がいる一方、90歳並みのスピードしか出せていない人もいます。

ストライドや歩隔も激変する

50歳を境に急激に歩行能力が落ちる——。そうした傾向が非常にはっきりしている

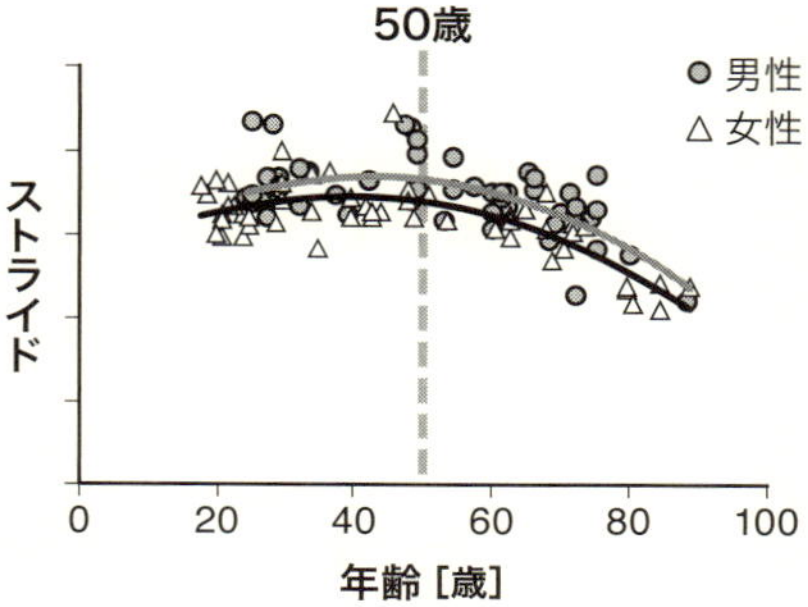

図18
ストライドの加齢変化

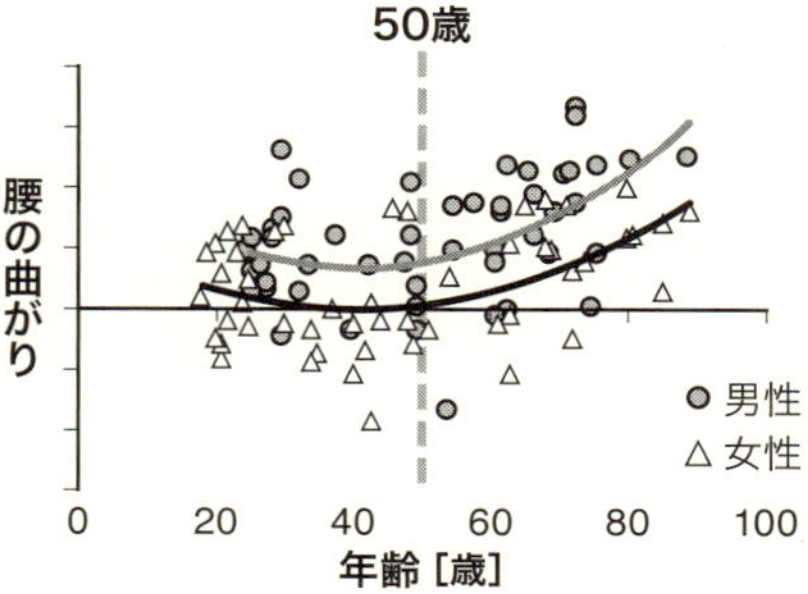

図19
腰の曲がりの加齢変化

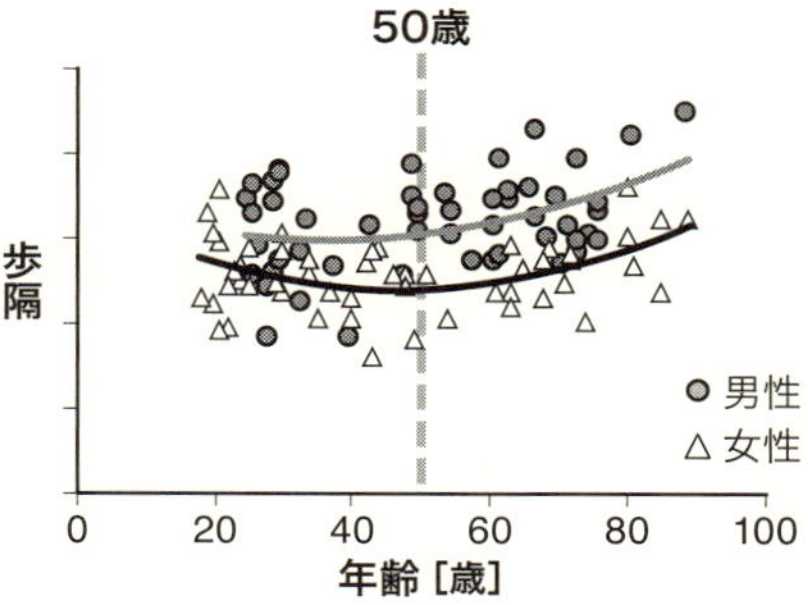

図20
歩隔の加齢変化

指標は、歩行速度だけではありません。

その代表例として、「ストライド」、「腰の曲がり」、「歩隔」についても見てみましょう。

まずはストライド。一歩でどれくらいの距離を進むのか、という数値です（図18）。20～50歳にかけての加齢変化は、男女ともにほとんど見られません。ところが、50歳を過ぎると、全体としては距離が短くなっていきつつ、80歳近くになっても20歳と変わらないストライドを保っている人がいます。

ストライドが大きいと、しっかりひざを伸ばして歩く傾向になります。ひざを曲げたままペタペタと歩くのは「高齢者っぽい」印象を与えますが、ひざを伸ばして大またで歩くと若々しく見えます。

次に、腰の曲がり（図19）。50歳を超えると特に男性で腰の曲がりが大きくなる人が増えます。

最後に、歩隔です。歩隔というのは、その人を正面から見たとき、両足のあいだに、どれだけの距離があるのか、という指標です。

歩隔もやはり、50歳を超えると徐々に広がっています（図20）。歳を重ねるほど筋力が落ちて、バランスをとる能力が衰えてくるので、足を左右に開くことで安定させていることが、グラフから見えてきます。

頭の前後へのズレ、頭の左右へのズレ、肩の前後へのズレ、つま先の向き……。36項目をひとつひとつチェックすることで、50歳を境に顕著に変化し始める指標がクリアになってきました。

右足と左腕が大きく振られる

さきほど挙げた36項目に「左右差」というキーワードの多いことが気になった読者がおられるかもしれません。

これは何をチェックしているかというと、バランスの崩れを見ているのです。効率よく歩くためには、左右のバランスがとれていることが重要です。身体重心が大きく右に振れ、大きく左に振れでは、安定した歩行ができなくなります。

加齢とともに頭が右へ傾いたり、左へ傾いたりする人がいます。左の肩が下がってきたり、右の肩が下がってきたりする人もいます。右足が外側に開いていく人もいれば、左足のほうが外側に開いていく人もいます。右足の足の運び（ピッチ）のほうが、左足の足の運びより速い人がいるし、逆の人もいます。

前章で、50歳を超えると足形の左右差が大きくなることに触れました。こうした形状の変化も影響を及ぼしているのだと思いますが、歩き方に関しても、50歳を超えると左右差が大きくなっていくのです。

左右差に関して、面白い発見がありました。図21は、20代から70代まで約700名の腕振りとももの上がりの平均値を左右で比較した結果を示しています。腕の振りを見ると、左腕のほうを大きく振っています。足の運びを見ると、わずかですが右足のほうを大きく振り出しているように見受けられます。これは、腕の振りと足が左右で連動し、影響し合っている結果だと考えています。つまり、左腕が大きく振られることにより、右足が前に振り出されている可能性があるということです。

次に「腕振り」の加齢変化を見ていきましょう(図22)。腕を何度振っているかを計測したもので、加齢とともに角度が落ちていく、つまり腕の振りが小さくなっているのがわかると思います。

腕振りの左右差を見たのが、次の図です(図23)。左右の腕の振れ角度の差が、女性の場合は加齢とともに増えていきます。

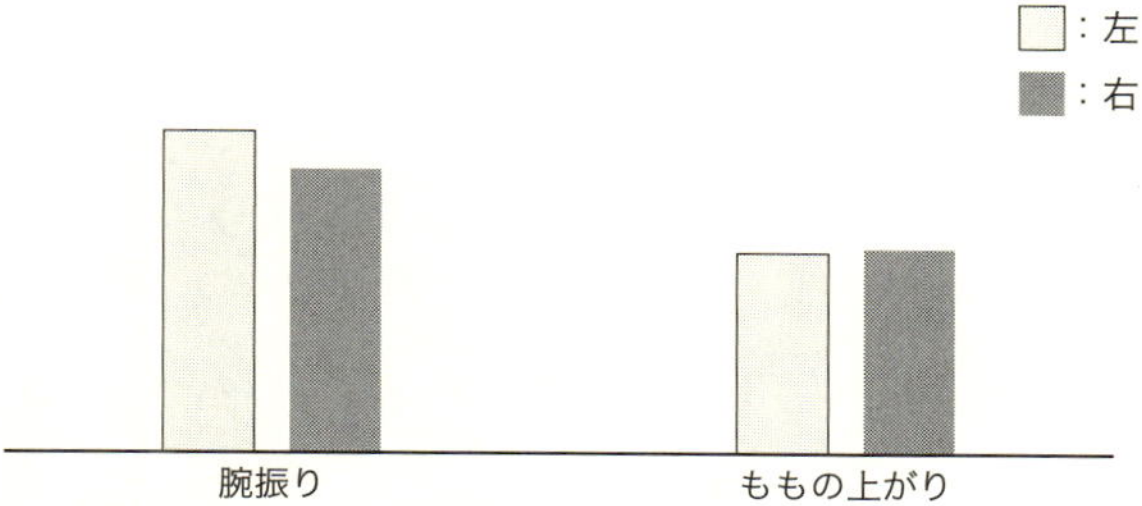

図21　腕の振り、足の運びの左右差分析

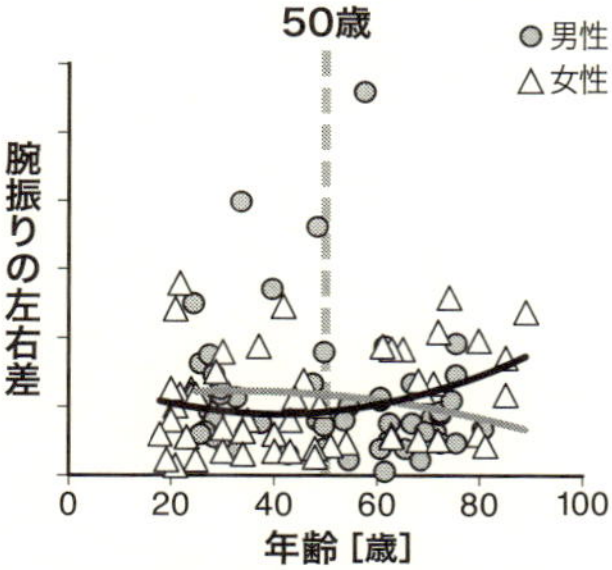

図23　腕振りの左右差の加齢変化

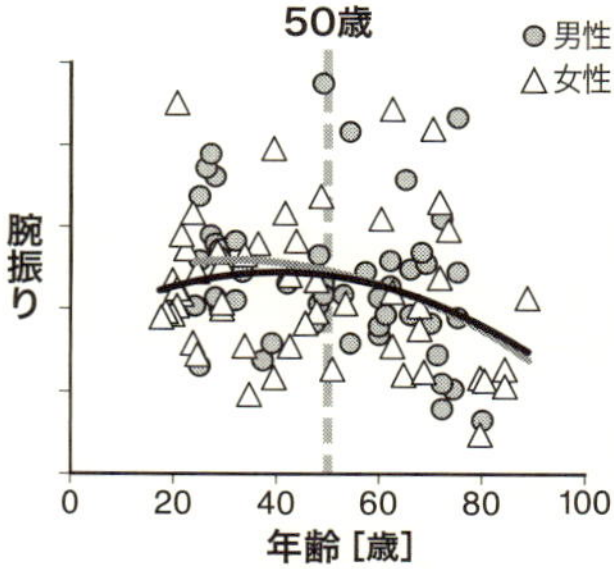

図22　腕振りの加齢変化

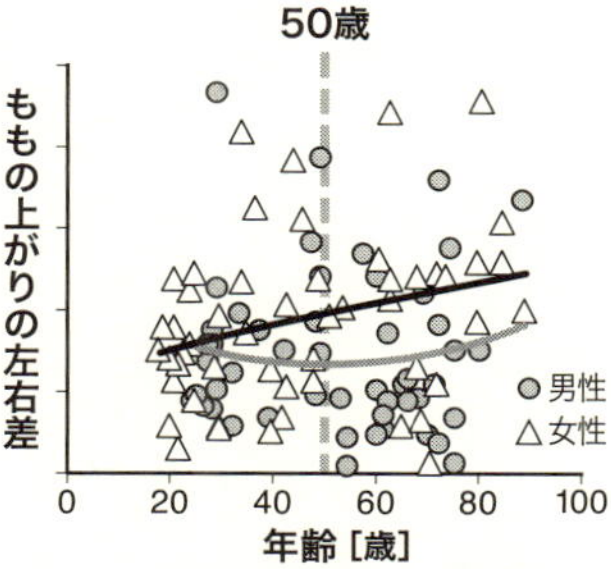

図25　ももの上がりの左右差の加齢変化

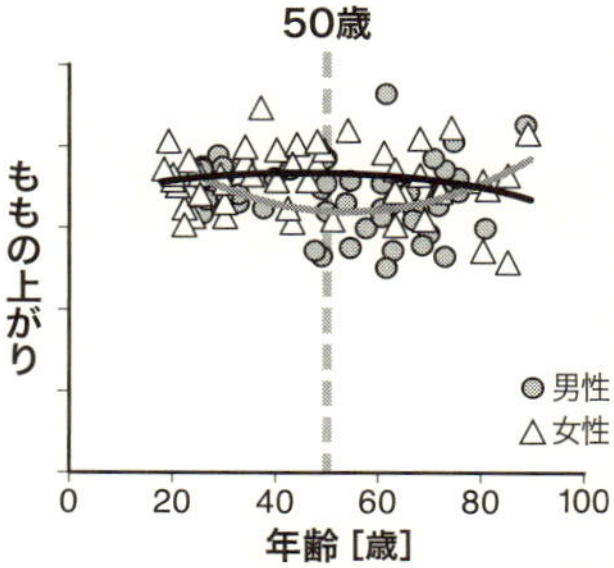

図24　ももの上がりの加齢変化

一方、足の運びは「ももの上がり」が代表的な項目の一つとして見ることができます（図24）。これに関しては、加齢による変化は男性のほうが目立つものの、男女の差はそれほど大きくありません。

ただし、その左右差を見ると（図25）、右もものほうを大きく上げている女性のほうがやはり加齢によって差が広がっていることがわかります。

なぜ右もものほうを大きく上げ、左腕のほうを大きく振るのか？　やはり右足を機能足として使っている人が多いということだと考えています。

ももを大きく上げると、ストライドも大きくなる。大きく前に踏み出せる。だから、機能足である右足のほうが大きく振られる。そのとき、右足と連動しているのが、左腕です。左腕を大きく振ることにより、右足を機能足として使っていると考えています。

なぜ右足を機能足、左足を支持足として使う人が多いのかには、諸説あって、理由が明確にはわかっていません。ただ、このデータでも、「右足が機能足、左足が支持足」ということが裏付けられました。

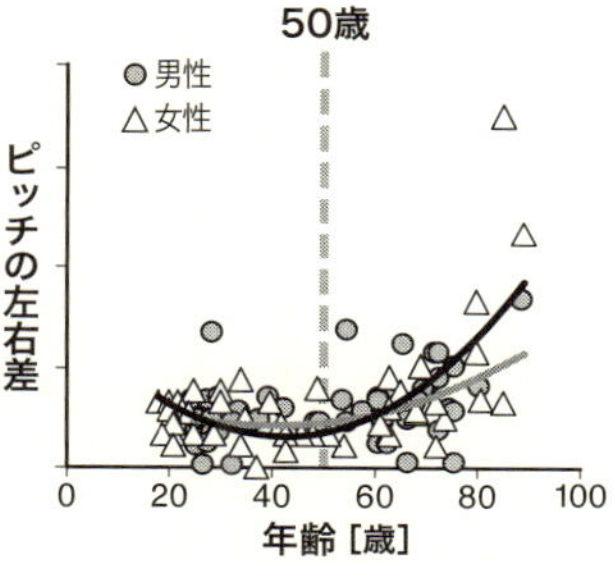

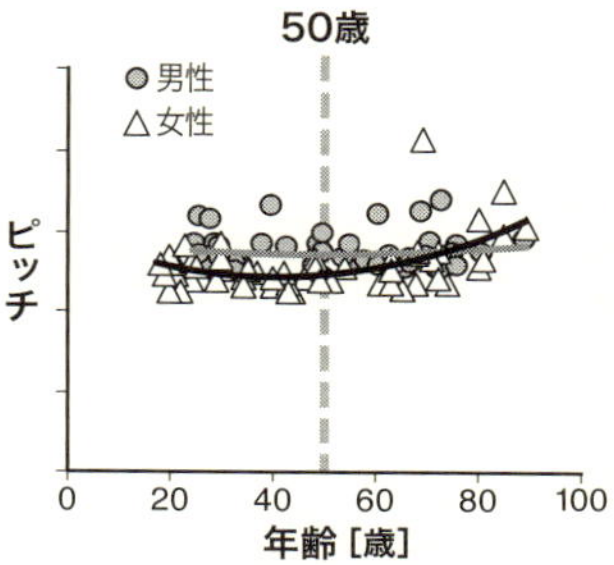

図27　ピッチの左右差の加齢変化　図26　ピッチの加齢変化

加齢で衰えない指標もあった

もちろん、加齢で衰えない項目もありました。

例えば、「ピッチ」。単位時間当たりに何歩、踏み出すかという数値です（図26）。ピッチは加齢とともに若干増加していきます。

歳を重ねるほどストライドは小さくなるわけですから、若者が大またでスタスタと歩くイメージなら、高齢者は小さな歩幅でチョコチョコと歩くイメージです。だから、筋力は衰えていても、ピッチとしてはあまり落ちない、むしろピッチ型の歩行になっていくのだと思います。

なお、ピッチは多少増えても、ストライドはそれ以上に小さくなっていますから、単位時間当たりに進める距離、つまり歩行速度は、当然、小さくなります。

ピッチは加齢とともに若干増加したのに対して、

「ピッチの左右差」に関しても大きな変化が見られました（図27）。

これは右足のピッチと、左足のピッチがどれだけ差があるかを調べたものです。50歳を境に左右差が大きくなっていることがわかると思います。足の運びが左右で違うと、当然、全体のバランスは悪くなります。

ピッチの左右差に関しては、個々人の差も大きい。80歳で左右差が大きく出ている女性がいます。足の運びが違うと、ものすごくギクシャクした歩き方になっているはずです。

歳を重ねるとすべての歩き方が衰えるわけではなく、著しく低下するものと、さほど変化しない、むしろ向上するものがあるわけです。それを峻別《しゅんべつ》できただけでも、頭からつま先まで全身の、歩き方を示す36項目を調査した意味がありました。

50歳になったら意識を変える

こうした知見をもとに、アシックスではＮＥＣソリューションイノベータ社と共同で「歩行姿勢測定システム」を作りました。３Ｄセンサーに向かって歩くだけで、自分の歩行年齢がわかります。

この評価システムでは、加齢で大きく変化する項目には高い点数をつけ、さほど変化しない項目には低い点数をつけています。項目ごとに寄与率（影響度合い）を変えた計算式を作って、歩行年齢を判定しているわけです。

本システムが登場する前にも、蹴る力やストライドなど、足元のデータだけから歩行年齢を算出するサービスはありました。しかし、頭からつま先までの全身の歩き方から歩行年齢を算出するのは日本初だと考えています。こんなことができるようになったのも、簡単に全身の歩行データがとれるようになったおかげです。こうしたデータは、健康的な歩き方をサポートするモノ（シューズやアパレルなど）やトレーニングを作るときの指針にも活用できます。

なぜ歩行年齢を出しているかというと、自分自身の歩き方を真剣にとらえ、意識を高めてもらいたいからです。「あなたの歩き方はよくないですねえ。58点です」と言われても、なかなかピンときません。でも「あなたの歩行年齢は84歳です」と言われたら、大きなショックを受けます。これをきっかけに、自分の歩き方を見直してほしいのです。

ここまで見てきたグラフで明らかなように、加齢で大きく変化するような項目であっても、20〜50歳のあいだはほとんど差がありません。歩行に意識的でなかったとしても、さほど差が出ていないのです。

ところが、50歳を境に、人によって大きな差が出てくることがわかりました。ここで歩行について意識を高めたら、80歳になっても30歳のように歩くことができます。一方、それまでと同じく何も意識しないままなら、60代で90代のような歩行能力になってしまうことだってありえます。

50歳になったら、それまでとは意識を変えていく必要があるわけです。

実は私たちもそれまで、ウォーキングシューズのシリーズを二つに分けてきました。50歳未満を対象とした「ランウォーク」と、50歳以上を対象とした「ペダラ」です。ランウォークが「走れるビジネスシューズ」をコンセプトとしたように、若い人向けの靴は、速い歩行を前提としてきました。

なぜ分けてきたかといえば、足形の変化にせよ、歩き方の変化にせよ、「50歳を境に大きく変わる」という経験に基づく仮説があったからです。その直感が、新しいシステムによって裏付けられた形になりました。

もちろん「なぜ、その境目が50歳なのか」という点については、私たちもつかみかねているところがあります。女性の場合は閉経や更年期障害など生理的な理由によって、50歳で足形がかなり大きく変化し、それが歩き方に影響を与えているのだと予想できます。女性の場合は、50歳という数字に意味があります。

でも、どうして男性も同様に50歳で歩き方が変わるのか？ どうしてそれが、会社を定年になってあまり歩かなくなる60歳や65歳ではないのか？

考えられる理由は、男性ホルモンの低下ほかいろいろとあるのですが、境目が50歳にあることだけは自信を持って言えます。

速度が遅くなると左右に揺れる

人間が歩くとき、身体重心はどのように動いているのか。歩行の1サイクルで身体重心の移動を見てみましょう（図28）。

図Aは、歩いている人を上から見たときの、身体重心の動き。8の字（無限大のマーク）を描くように身体重心が移動しています。右足を踏み出したとき（②）は、身体重心が右に振られ、左足を踏み出したとき（④）は、身体重心が左に振られる。だから、8の字になるのです。

図Bは、ランニングマシンなどで歩いている人（前に進んでいかず歩いている人）を横から見たときの、身体重心の動き。卵のような形を描いて身体重心が移動しています。両足をついているとき（①と③）は身体重心が低く、片足で立っているとき（②と④）は身体重心が高いので、卵のような形になります。

図Cは、歩いている人を前から見たときの、身体重心の動き。Uの字を描くように身体重心が移動しています。Uの字のそれぞれの端（②と④）は、右足だけで立っているときと、左足だけで立っているときです。

では、歩行速度が遅くなると、この動きはどう変化するのか？　それを見たのが、図28の一番下です。

左下に示す上から見た8の字は、速度が遅くなると膨らんでいきます。横から見た卵形は、速度が遅くなると小さくなっていきます。前から見たU字形は、速度が遅くなると、広がっていきます。

ここから言えることは、歳を重ねて歩行速度が遅くなると、左右のブレ（振れ幅）が大きくなってくるということです。8の字とU字が大きくなっているのが、それを示しています。つまり、高齢者向けの靴は、左右の安定性をサポートする必要があり

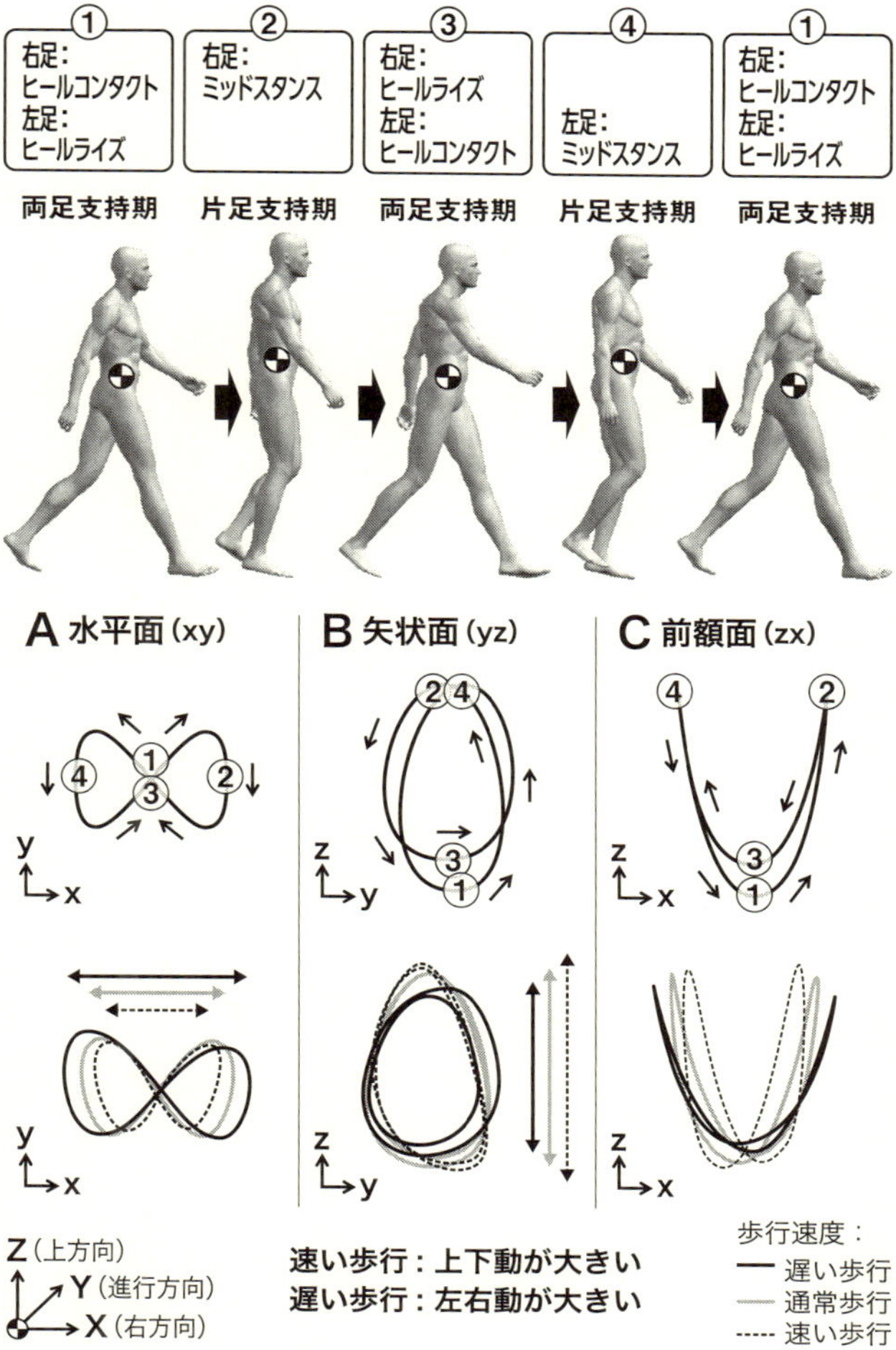

図28　人間が歩くときの身体重心移動

ます。

一方、卵形、つまり上下動に関しては、歩行速度が遅くなると小さくなります。むしろ、若くて速く歩ける人のほうが、上下動は大きい。だから、若くて歩行スピードのある人向けに靴を作るときは、上下動をケアしてあげる必要があるということになります。

これに対し、高齢者の歩行をサポートするとき、重視すべきは左右の揺れだというのは、36項目のデータからも見えてきます。

60代の方は腰が少しだけ曲がり、前かがみの姿勢になる。腕の振りも小さくなる。そして、歩行速度が落ちてくる。まずは、前後方向への動きに変化が現れるわけです。

70代後半の後期高齢者になると、その傾向はさらに進み、歩行速度はより遅くなります。加えて左右方向への揺れが表れる。身体を安定させようと歩隔は開き、足も外向きになってきます。その結果、ひざの内側に力がかかりやすくなり、ひざの痛みを訴える人が増えてきます。

50歳を過ぎたあと、歩行に起こってくる変化は、まずは前後の動き、次に左右の揺れ、という順番なのです。

アシックスでは機能訓練特化型デイサービス施設「トライアス」を運営していますので、要支援・要介護の高齢者の方がどのような歩き方になるのか、という知見も蓄積してきました。歩き方が極端に衰えると、まず何より左右の安定性が最大のポイントになってきます。

かかとの着地ポイントも違う

実は、かかとの着地ポイントも、歩行速度によって変わってきます。もっともかかとの中心に近いところで着地するのは、速い歩行。少し外側寄りに着地するのが、遅い歩行。もっと外側で着地するのがランニングとなります。

スピードだけで考えれば、遅い歩行、速い歩行、ランニングの順番で外側に寄っていくイメージになると思いますが、なぜズレているかというと、着地の瞬間、ランニングは片足だけで体重を支えるのに対し、歩行は両足で支える動きだからです。

もう少し詳しく説明します。ランニングでは右足が着地した瞬間、地面に接しているのは右足だけです。前へ進む効率を考えると、かかとの中心で着地するほうがストライドは大きくなり、良いように考えられます。しかし、片足だけで全体重を支える必要があるので、少し外側で着地することで、「プロネーション」と呼ばれる足の変形をうながし、クッション性を保っているのだと考えられます。

一方、ウォーキングは、ランニングより着地衝撃が小さいため、ランニングほど外側につく必要性がなく、少し内側寄りに着地するのだと考えています。

歳を重ねるほど、安定性を保つために歩隔が広がるという話をしました。ゆっくり進むぶんには、両足を広げたまま歩くことは可能です。

一方、速く進もうとすると、できるだけストライドを大きくするためにも、歩隔は狭くなっていきます。だから、より直線的な動きになり、かかとの中心に近いところで着地するわけです。

着地するポイントは、もっとも圧力のかかるところ。当然ながら、靴底の消耗も激しくなるので、補強しておく必要があります。衝撃を吸収するために、ゲルなどの緩衝素材を入れる必要もあります。そうした素材を入れる場所も、真ん中寄りだったり外側寄りだったり、歩行速度によって変わってくるわけです。

ウォーキングシューズのメカニズムについては第4章で詳しく説明しますが、ウォーキングシューズとランニングシューズでは、シューズの設計指針が違うということです。

若い人のほうが左右への揺れは大きい

36項目を調査してみて、私たちにとっても意外な発見だったのが、実は体幹の揺れは、若い人のほうが大きいこと。歳を重ねるほど左右に揺れるものだと思い込んでいたのですが、そうではなかったのです。これを見たときは「データが間違っているんじゃないか?」と目を疑ったぐらいです。

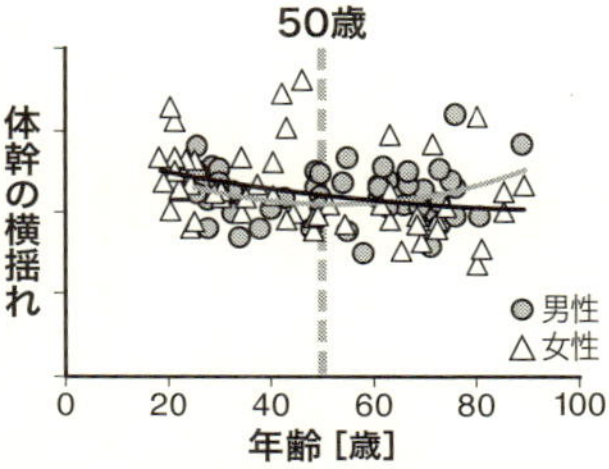

図29　体幹の横揺れの加齢変化

「体幹の横揺れ」のグラフを見てください（図29）。歩くときに、身体が左右に何センチ、揺れるかを見たもので、これも36項目の一つです。

ここまで見てきたようなグラフと印象が違うと思います。加齢とともに揺れが増えていく傾向が見られません。

しかも、女性の場合、20歳より80歳のほうが、揺れが小さくなっています。つまり、体幹の揺れは、若い女性のほうが大きいことを意味しています。

男性の場合だと、60歳ぐらいで揺れが最小になるものの、年代間ではあまり変わりません。

この現象を、どう解釈したらいいのか？　おそらく、こういうことではないかと思われます。

若い人の歩きはスピードも速いし、ストライドも大きい。ダイナミックです。足も腕も大きく振って歩くので、そのぶん体幹も大きく揺れる。しかし、まだ筋力が強いので、それで転ぶことはない。足裏の感覚も敏感だし、バランス感覚もあるので、仮に転びそうになっても持ちこたえられるわけです。

しかし、歳を重ねると筋力が落ちて、そうしたダイナミックな歩き方ができなくなります。歩くスピードは落ち、足も腕もあまり振らず、おとなしい歩き方になっていきます。だから、体幹の横揺れが小さくなるのでしょう。安定性を重視した歩き方に変わる結果、左右の揺れが少なくなるわけです。

ただ、さらに筋力が落ちると、おとなしい歩き方で安定性を保つこと自体が難しくなってきます。歩行速度も極端に落ちると、さきほどの8の字やUの字が大きくなる現象が起きてきます。歩行速度を下げても安定させられないぐらい、左右の揺れが大きくなっていきます。

若いのにつま先が上がらない

もう一つ、面白いデータを取り上げましょう。これも36項目の一つで「つま先の上がり」です（図30）。前に踏み出した足のつま先が地面から何センチ離れているのかを見た項目です。

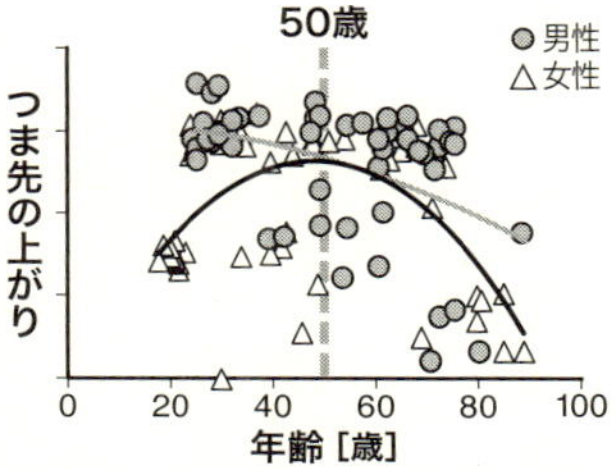

図30　つま先の上がりの加齢変化

高齢者の歩き方を観察すると、すり足のようにしてペタペタと歩いている方が多いです。つま先をあまり上げない。だから、このような歩き方に対して「高齢者特有の歩き方」という印象を持たれている方も多いと思います。そこで、つま先をどれだけ上げて歩いているかを調べました。

男性と女性で印象がかなり異なります。男性の場合、徐々につま先が上がらなくなっていく傾向が出ています。

その境目が50歳かどうかは鮮明ではありませんが、少なくとも50歳を過ぎたところから小さくなってきています。

一方、女性に関しては、50歳を超えてからは同じことが言えるのですが、20～30代のところに、あまりつま先が上がっていない人がたくさんいます。若いというのに、ものすごく個々人の差があります。

これは、何を意味しているのか？　女性といっても、20～30代は筋力がまだ強い年代です。つま先が上がらないはずがない。

おそらくサンダルやヒールの高い靴を履く若い女性が多いことが原因だろうと思われます。

サンダルはかかとの部分が固定されていませんし、ピンヒールのような靴は、かかとに体重を乗せにくい。そんな靴を履くと、つま先をしっかり上げて、かかとで着地という歩き方をしにくいのです。どうしてもペタペタと、すり足で地面を這《は》うような足の運びになってしまう。

かかとで着地しにくい靴を履き続けた結果、つま先を上げない歩き方が癖になっているのでしょう。街でもよく見かける、若い女性のペタペタ歩き。その癖がデータに現れたと考えています。

恐ろしいことに、このデータに限って言えば、ペタペタ歩きをしていない20代の女性が一人もいません。「高齢者特有の歩き方」をしている人ばかりなのです。

パンプスを長時間履いてはいけない

次ページの図をご覧ください。「あおり運動」といって、人間がはだしで歩いたとき、どのように力が強くかかっていくかを表しています（図31）。

まずはかかとで着地する。次に、足の外側の部分を通って、力が強くかかっていきます。偏平足以外の人は、土踏まずが接地していないため、最大圧力の軌跡は、足の外側をとおります。そして、最後に親指のつけ根で蹴り出します。

実は最近、このあおり運動ができない人が多いのです。足の指を使わずに歩く人がかなり増えています。若い女性のペタペタ歩きは、その典型です。かかとで着地しないので、つま先を上げることや親指で蹴り出すことをしないで歩いています。

若い女性は、パンプスやハイヒールなど、つま先が窮屈で、なおかつ前足部に体重のかかる靴を履くことが多いです。これらは足の指が使いづらいだけでなく、アーチ

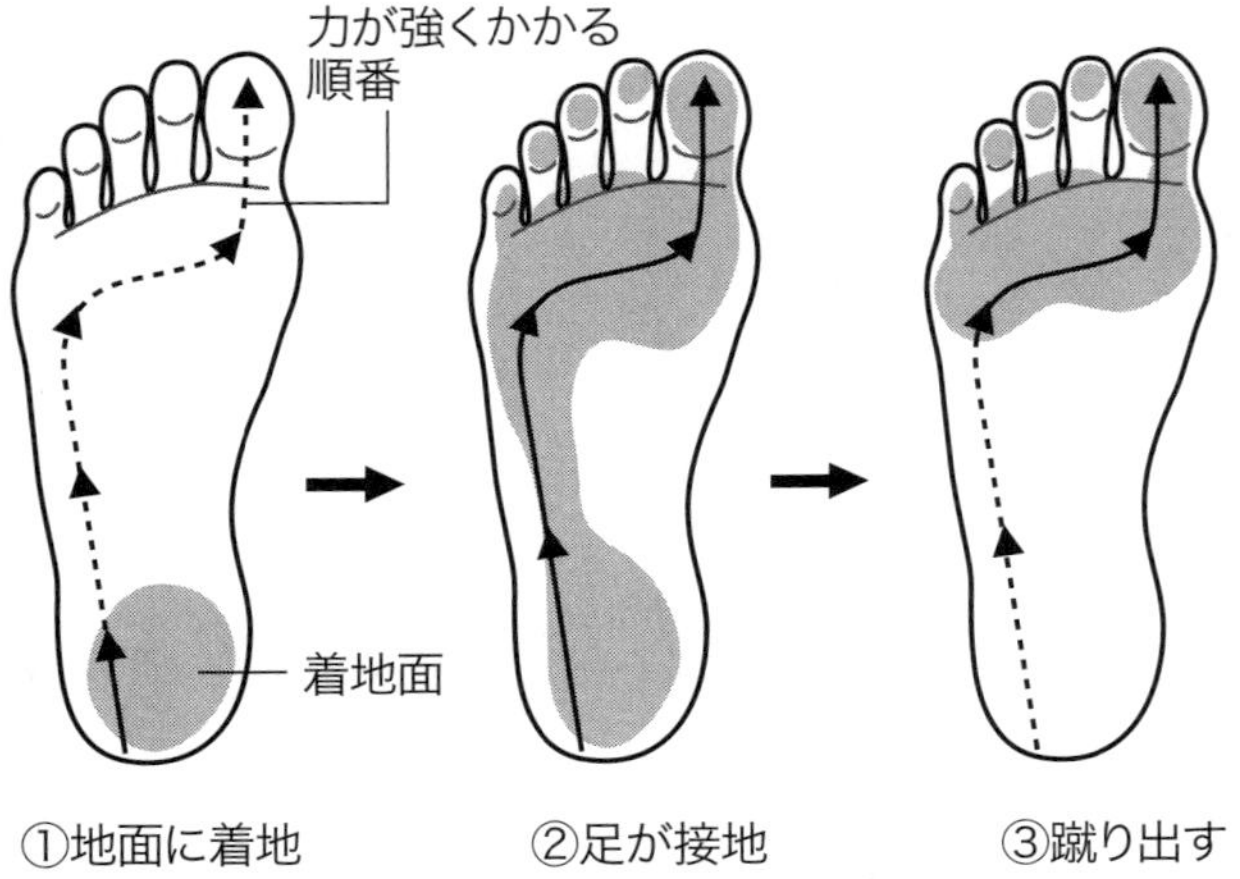

図31　「あおり運動」

に負担のかかる靴でもあるのです。知らず知らずのうちにアーチが崩れてしまいます。

アーチが崩れれば偏平足になりやすく、外反母趾にもなりかねません。足の変形を促す方向に、負担をかけてしまっているのです。パンプスは、履くとしてもあまり長時間履き続けるのはおすすめできません。

日本人のかかとは2度ほど内側に倒れているのが普通ですが、20代だと3度ぐらい傾いている。若い女性はそもそもかかとが内側に倒れやすいのです。体重が内側へかかっている状態で、窮屈な靴を履くと、親指に負担がかかり、外反母趾になってしまいます。

足の指をしっかり使わなければ、足の裏の筋力は衰えていく。アーチの崩れも加速されます。20代からつま先を上げない歩き方をしていれば、50歳を超えたとき、一気に老化が進むことも考えられます。ぜひ、正しい歩き方を身につけてほしいと思います。

指を使わず歩く人が増えている

次ページの図32をご覧ください。歩くときに、足裏のどこに圧力がかかっているのかを調べた写真です。

人の歩き方はみんな同じようなものと思われているかもしれませんが、実に個人差が大きい。足の外側寄りに圧力がかかる人もいれば、足の内側寄りに圧力がかかる人もいる。かかとから着地せずに足全体がフラットにつく人もいます。こんなにいろんな歩き方があるのかと驚かれるはずです。

この中でも、特に注意が必要と着目したのは、ほとんど指に圧力がかかっていない人がいることです。指が地面に接していない状態なので「浮き指」と呼ばれます

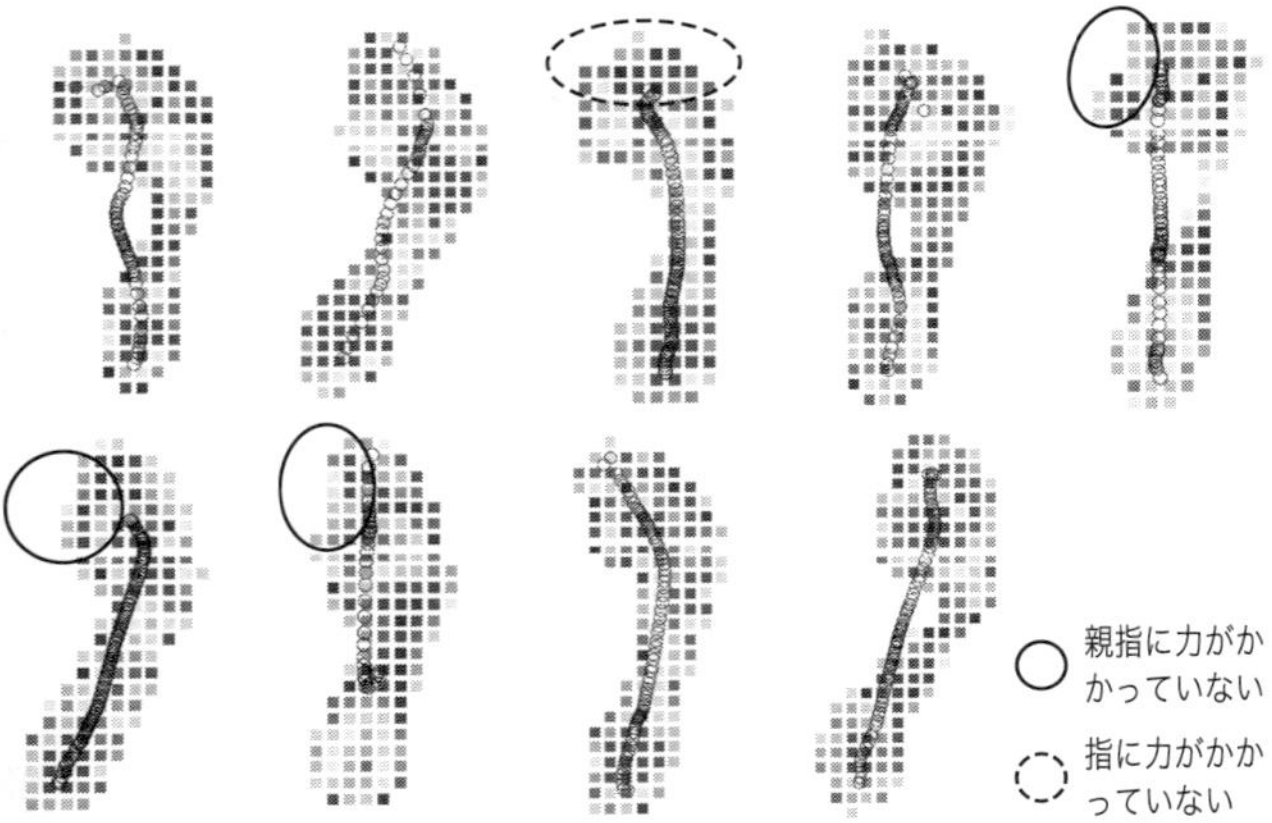
親指に力がかかっていない
指に力がかかっていない

図32　足裏にかかる圧力分布の個人差

が、こういう人は指を使わずに歩いている。あおり運動では、最後に親指から蹴り出していきます。その最後の部分ができていない。

若い女性や高齢者のペタペタ歩きも、その一種です。母趾球にほとんど体重が乗らず、かかと寄りに体重がかかる。すると骨盤はうしろへ倒れる。上半身はバランスをとろうと前に傾くので、猫背になります。

実はこの現象、高齢者や若い女性だけでなく、子供にも多いのです。

アシックスでは、もう20年以上にわたって子供の足のデータを測定していますが、浮き指の子が増えている印象があります。

埼玉県に、はだし教育をおこなっている

小学校があります。その調査データでは、ずっと靴を脱いでいる小学生は足趾筋力《そくしきんりょく》（足の指の筋力）が強く、外反母趾も少ないことが報告されています。外反母趾は大人の病気だと思われているかもしれませんが、実は小学生にも少なくないのです。

はだし教育でこんなに成果が出ているということは、足の指を使えばアーチが保たれ、足形の変形を防ぐという証拠にもなります。もちろん、ポイントは「はだしであるかどうか」ではなく、「足の指を使っているかどうか」です。

アーチを鍛えるにはタオルギャザリング

女性の骨格は華奢で足形が変形しやすいため、過度な負担をかけることは厳禁なのです。

女性の足形が50歳を境にかなり大きく変形することは、前章で説明しました。足の幅やかかとの傾きだけではありません。かかとの幅は確実に太くなりますし、足幅が広い人もいます。足がむくんでしまう人が多いのは、体液が循環しにくくなるからです。この要因が足を動かさないことにあるため、むくみからも運動が必要なことがわかります。

重度の外反母趾になると、外科手術を勧めます。靭帯が伸び切ってしまっているからです。しかし、軽度のものなら、進行をおさえることができます。

まずは、しっかりと足の指が動く靴を選ぶこと。そして、少しでも足裏に筋肉をつけることです。このように、最適な靴選びと運動の両面から外反母趾の対応に取り組む必要があります。

運動については第3章で、靴選びについては第4章、第5章で説明しますが、ここでは簡単なエクササイズだけ紹介しましょう。特に、ふだんパンプスなど窮屈な靴を履いている女性には、非常に効果的だと思います。足の指を動かすだけで、大切なアーチを守ることができるのですから、ぜひやってみてください。

おすすめするのは「タオルギャザリング」。足の下にバスタオルを敷き、指先を使って、手前に集めていく。弱った指のトレーニングをすることで、「足部内在筋」という足裏の筋肉が鍛えられ、アーチを維持することに役立ちます。

「足じゃんけん」といって、足の指でグー、チョキ、パーを作る運動も効果的です。

エクササイズが面倒だと思われる方は、手で足の指をマッサージしてあげるだけでも効果があります。ストレッチをやると全身の血液循環が良くなりますが、それと同じことです。

足の指先には、知らず知らずのうちに疲労がたまっています。マッサージでそのことを意識するだけでも、変形を止めるには大きく役立つのです。

もちろん、若い女性だけでなく、男女を問わず50歳を超えた方にもおすすめします。アーチを守ることは、いつまでも元気に歩くことと直結しています。

理想の歩行姿勢とは

ここまで、加齢が歩き方にどう影響を与えるかを見てきました。

筋力の低下とともに、より楽で安全な歩き方をするようになる傾向があることがわかります。つま先を持ち上げずにペタペタとすり足で歩くのもそうですし、左右の足を離してついたり、足を外側に向けたりして身体重心の揺れを安定させるのもそうです。筋力の衰えをそのような歩き方の変化により、無意識にカバーしようとしているわけです。

楽に歩くと、姿勢は悪くなるし、筋力も衰えます。負のスパイラルに陥っていきます。逆に言えば、身体にある程度、負荷をかけてやれば、筋力は維持され、後期高齢者になっても元気に歩けるようになる。正のスパイラルに戻すことができるのです。

このように歩行速度を保つこと、理想的な歩行姿勢をキープすることがいつまでも元気に歩くためには大切になってくるのです。

姿勢というのはあなどれません。例えば、腰が曲がった人の骨盤を矯正して、運動能力がどう変わるか調べたところ、跳躍力が上がりました。筋肉がどれだけ活動しているかは「筋活動量《きんかつどうりょう》」という指標で測られるのですが、筋活動量も明らかに増えたというデータがあります。

ふだんの姿勢を変えるだけで、運動効果も変わってくるということです。

では、私たちアシックスではどういう歩き方を「理想的な歩行姿勢」と考えているのか？　いつまでも元気でいられる歩行姿勢とは、どのようなものなのか？　本章の最後に紹介しましょう（図33）。

歩行速度は、可能な範囲で速くするほうがいい。そのほうが運動効果は高まります。筋力も自然と鍛えられます。

とはいえ、速く歩くことによって身体が揺れるのは避けたい。頭の揺れを小さくするほうがいいので、あごを引いて、少し遠くを見るようにします。

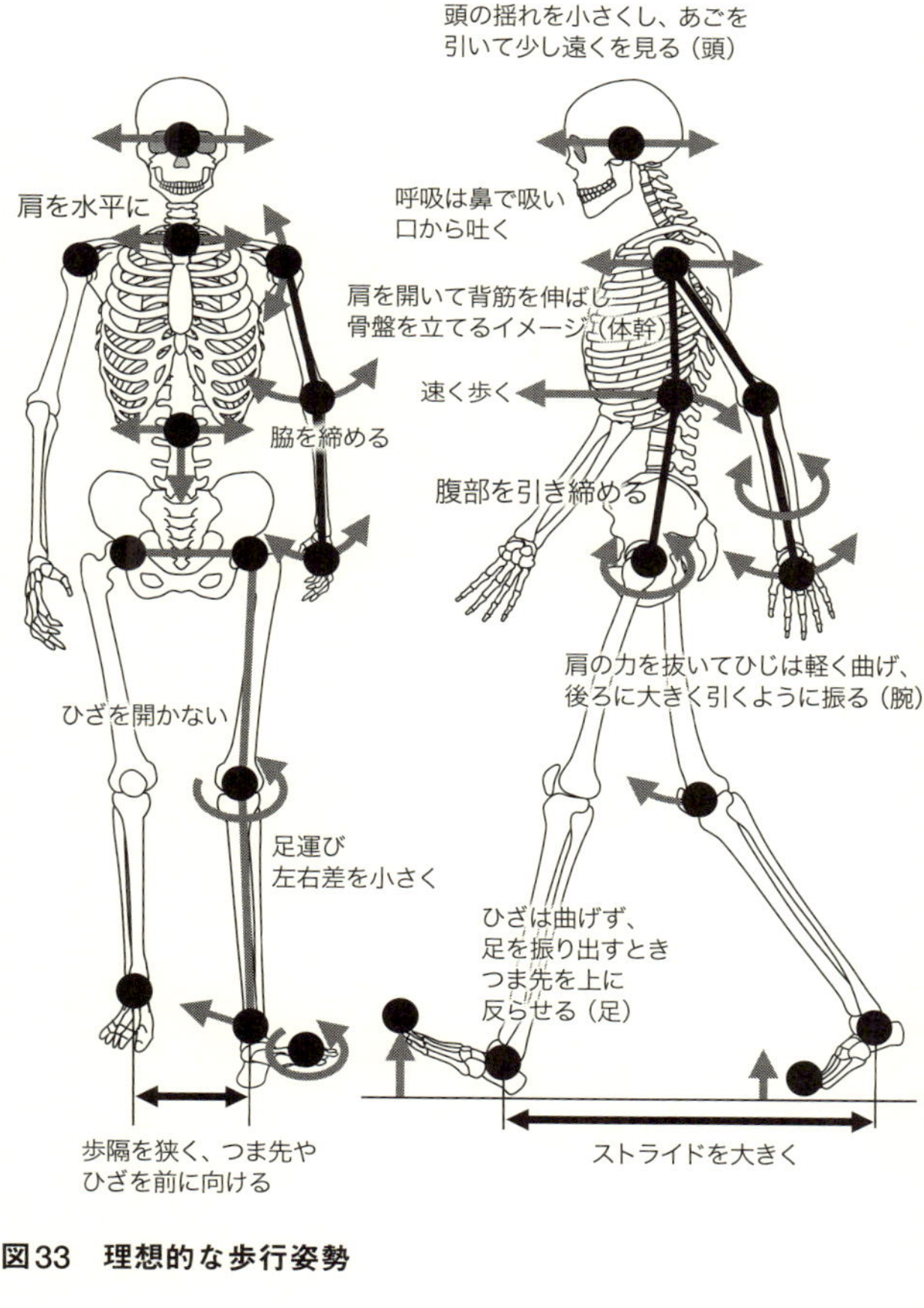

図33　理想的な歩行姿勢

呼吸は鼻で吸い、口から吐くようにします。腹式呼吸をすることでも、運動効果は高められるのです。

体幹は、肩を開いて背すじを伸ばし、骨盤を立てるイメージを持ちます。腰が曲がっていないか意識しましょう。

腕はしっかり振りますが、前に振り出すというより、身体のうしろに引くイメージを持ったほうがいいでしょう。意外と前に振る人が多いのです。前に振り出そうと考えると、肩に無駄な力が入ってしまう。ひじは軽く曲げて大きく引くように振りましょう。

ひざは曲げない。高齢者にはひざを曲げたまま歩いている人が少なくありません。足を振り出すときに、つま先を上に反らせるイメージを持てば、自然とひざは伸びてきます。

ストライドはなるべく大きく。そのためには、みぞおちを軸にして足を振り出すようなイメージで腰を回します。そのほうが速度も上がります。ストライドを大きくすることを意識すれば、自然とひざを伸ばして歩くようになります。

どれも当たり前といえば当たり前の話なのですが、意外とその当たり前のことがで

きていない人が多いです。次章では「運動としてのウォーキング」の話に移ります
が、その前に、こうした基本姿勢を身につけていただければと思います。

第3章　「ファストウォーキングのすすめ」

負荷はランニングの半分

健康のためにさまざまなスポーツをしている読者がおられると思います。会社を退職してからマラソンを始め、60代でどんどん自己記録を更新されているような方も見かけます。

ただ、各種調査で「ふだんやっているスポーツは何ですか？」と聞くと、まず間違いなく1位に挙がるのがウォーキング。それぐらい日本では身近で手軽な運動として人気があります。特にシニア世代になればなるほど、ウォーキングをされている方が増えます。

私たちも「いつまでも元気で過ごすために、どんなスポーツをやればいいですか？」と聞かれたとき、ウォーキングをおすすめしています。

もちろん理由があります。身体への負担が他のスポーツに比べ小さいからです。まずはランニングとウォーキングにどんな違いがあるのかを考えましょう。

「フォースプレート」という装置があります（左写真における足の下の装置）。人間が地面から受けている力を精密に測定する装置です。簡単に言うと体重計の一種ではある

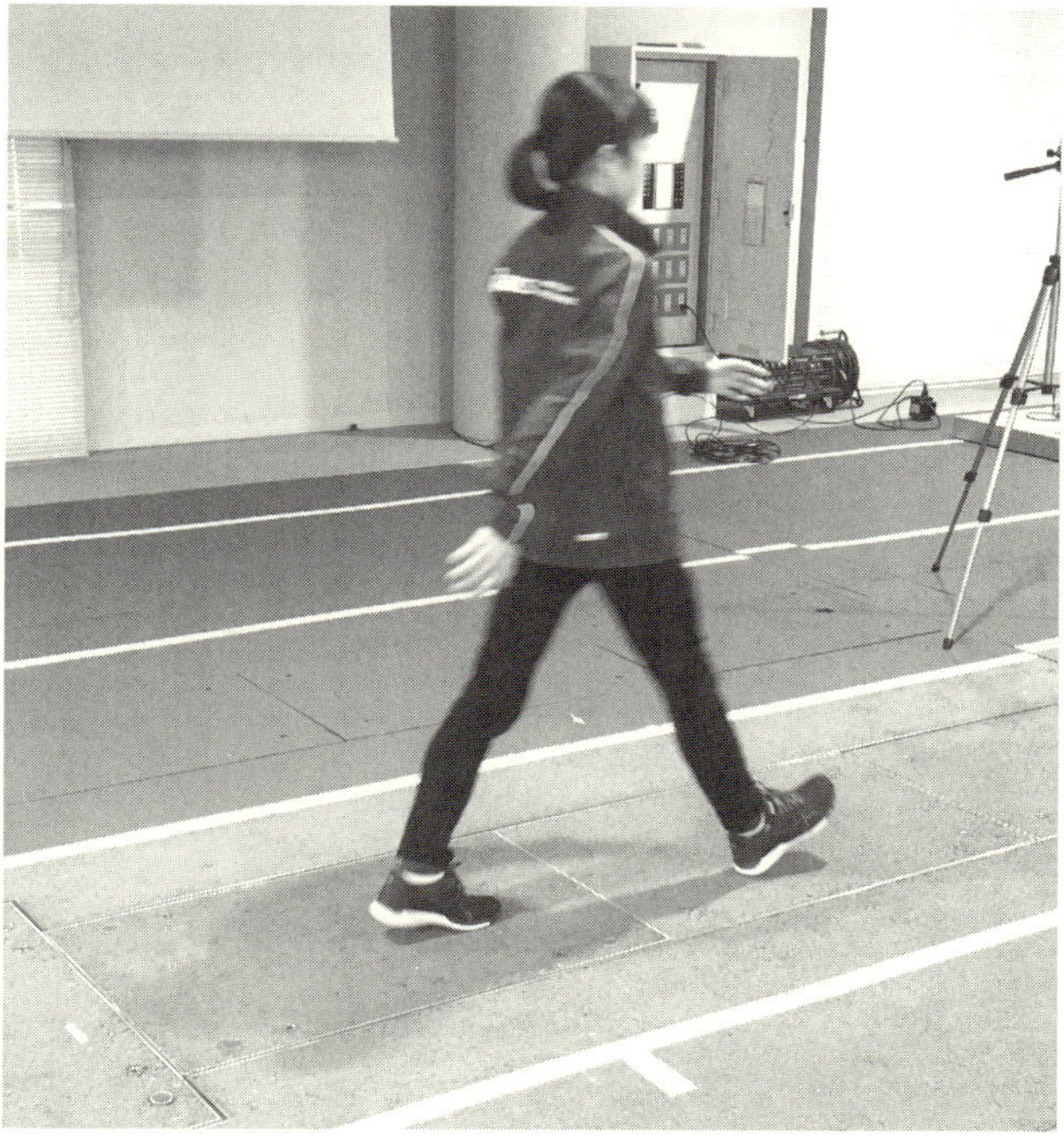

のですが、普通の体重計が垂直方向の力だけを測定するのに対して、フォースプレートは前後方向や左右方向にかかる力も測定することができます。
　次ページの図は、時速12キロでランニングしたとき地面から足に受ける力と、時速5キロでウォーキングしたとき地面から足に受ける力を、フォースプレートで調べたものです

ランニング（12㎞/h）

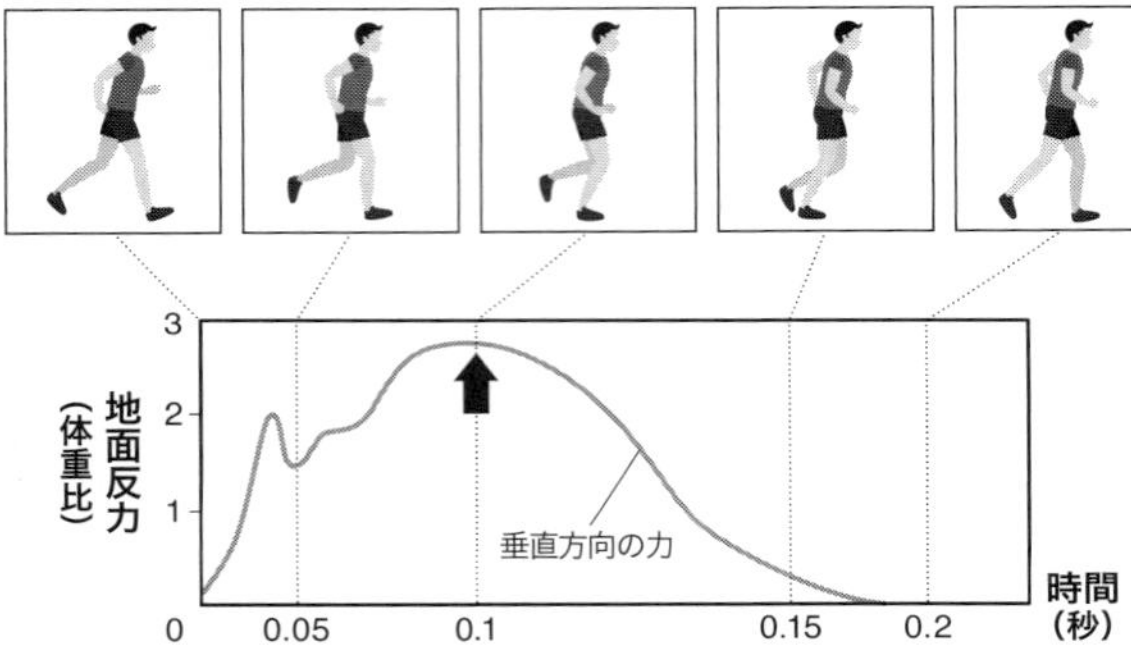

ランニングは足裏全体に全体重がかかった状態（ミッドスタンス）がピーク。

ウォーキング（5㎞/h）

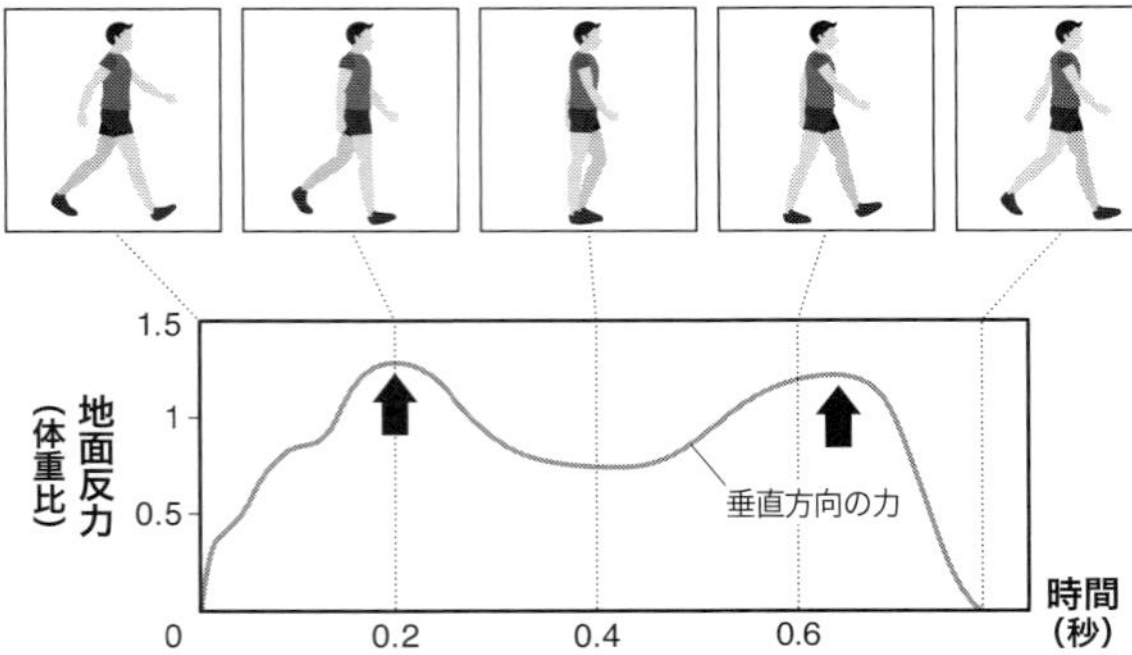

ウォーキングの地面反力には緩やかな 2 回のピークがあります。

【第１ピーク】足裏全体が地面に接地（フットフラット）

【第２ピーク】かかとが地面から離れ前足部に体重がかかった時（ヒールオフ）

図34　動作と地面反力（地面から体に受ける力）

（図34）。片足のかかとが着地してから、その足のつま先が離れるまでの区間（接地期）、人間は地面からどのように力を受けているのかを表しています。

ランニングの波形は高い山が一つになります。これがボールが跳ねるように、ポンポンポンポンと続いていきます。

左に少しだけ突き出た小さな山は、着地したとき、足にかかる力。山の頂点は、蹴り出す瞬間です。この二つの瞬間に大きな負荷がかかるということです。このとき体重の2～3倍の力が足にかかります。

一方、ウォーキングの波形は、それに比べると低い山が二つ並ぶ形になります。ランニングと違って、両足とも地面を離れる瞬間がありません。片足だけつく時間と両足ともにつく時間があるため、力の大きさも山の形もランニングと違いが出るのです。

縦軸の「地面反力」を見比べてください。これは足にかかっている最大負荷を表しています。ウォーキングでは体重の約1・3倍しかかかっていません。ランニングの半分程度の負荷なのです。

地面から足に受ける力が小さければ、それだけ故障の発生リスクも少なくなります。ひざや足首の怪我をしにくいし、土踏まずに負担がかからないぶん、アーチも崩れにくくなります。ウォーキングのほうが身体にやさしいというのは、こうした理由からです。

たまに「健康診断でメタボって言われたから、痩せるためにランニングを始めました」とおっしゃる方がいますが、体重に比例して足にかかる負荷は増えていくわけですから、体重が重いままの状態で、いきなりランニングを始めると、ひざや腰を痛める可能性があります。

体重の重い方は、まずはウォーキングで足慣らしするのが賢明です。少し体重が減って、ランニングに移行したければ、そのとき決めればいいと思います。まずは怪我を避けることが最優先と考えています。

ただし、私たちがこのような人からアドバイスを求められたら、「そこまでランニングにこだわる必要はないのでは？」と言うと思います。ウォーキングでもやり方さえ工夫すれば、ランニングに匹敵する運動効果が得られるからです。では、どう歩けばいいのか？　それを本章では紹介しましょう。

コンセントリックとエキセントリック

なぜウォーキングでは筋肉痛や肉離れ、足がつるなどの故障の発生リスクが低いのか、もう少し詳しく説明します。

筋肉には、縮みながら力を発揮する動き（コンセントリック収縮）と、伸ばされながら力を発揮する動き（エキセントリック収縮）があります。

ダンベルを持ち上げる動きをイメージしてみてください。二の腕の筋肉がグッと盛り上がるのは、筋肉が収縮しているのです。これが、縮みながら力を発揮するコンセントリック収縮です。

今度は、そのダンベルを少しずつ下げていく動きをイメージしてください。さっきとは逆に、二の腕の筋肉の盛り上がりが消えていく。筋肉が伸長しているのです。これが伸ばされながら力を発揮するエキセントリック収縮です。

エキセントリック収縮では、使われる筋線維（筋肉を構成する線維状の細胞）が強制的に伸長されてしまうことがダメージの原因になります。だから筋線維に疲労が蓄積しやすいし、ストレスが強いぶん故障も起きやすいと考えられています。

ランニングという運動は、ジャンプしては着地する繰り返しです。着地や蹴り出し時には体重の2〜3倍もの力が足にかかるとすでに説明しました。かなり大きい負荷です。この負荷をやわらげるために、ももの前側の筋肉は縮もうと力を発揮しながら、強制的に伸ばされます。筋肉を伸ばすことでブレーキをかけているのです。

エキセントリック収縮は筋肉の疲労が蓄積しやすいのです。筋肉痛と呼ばれているものの大半は、エキセントリック収縮が原因で起こると言われています。

また、サッカーの試合中、もう終了間際という段階になって、選手の足がつったり、肉離れを起こしたりするシーンをよく見かけます。疲労の蓄積が筋肉が持つ能力以上までくると、筋肉が耐えられなくなってしまうのです。

もちろん、ウォーキングでも着地時にはエキセントリック収縮による筋肉への負荷がかかります。しかし、着地時に足にかかる負荷は体重の約1・3倍で、ランニングの半分程度のため、筋肉の疲労が蓄積しにくいのです。当然、足をつったり、肉離れを起こしたりしにくいし、筋肉痛も起こりにくいのです。

ウォーキングのほうが、他のスポーツに比べて、身体への負担が少ないのです。

なぜ時速7キロなのか?

ウォーキングをすすめられた人のなかには、こう感じる人もいると思います。

「でも、ランニングのほうが運動っぽいし、激しく動くぶんエネルギー消費量も多いんじゃないの?」

実は、そんなことはないのです。ある条件下では、ウォーキングのほうがエネルギー消費量は多くなります。

イタリアの生理学者マルガリア博士らが1963年に、興味深い理論を発表しました。

ランニングのほうはスピードを上げれば上げるほど、エネルギー消費も比例して増えていきます。一方、ウォーキングでは、ゆっくり歩いているときのエネルギー消費量はさほどでもないのに、スピードを上げると加速度的にエネルギー消費が増えることが報告されています。

特に重要なポイントは、次の3点です。

・時速8キロの場合、歩いても走っても、エネルギー消費量はほぼ同じになる。
・時速8キロより遅い場合、歩くより走ったほうが、エネルギー消費量は多くなる。
・時速8キロより速い場合、走るより歩いたほうが、エネルギー消費量は多くなる。

つまり、ウォーキングであっても「時速8キロ以上で歩く」のであれば、運動効果はランニングより大きいということです。それ以上のスピードになると、ランニングとのエネルギー消費量の開きは、どんどん大きくなっていきます。

しかも、さきほど説明したように、片足支持のランニングより、両足支持のウォーキングのほうが故障のリスクが軽減されます。一般的に、ウォーキングから徐々に速度を上げていったとき、自然と走り始める速度（PTS：Preferred Transition Speed と言います）は時速7キロ台と言われています。

つまり、エネルギー消費量がランニングに近づきつつ、自然と走り出さないギリギリの速さは時速7キロ程度となります。ですから、目標として「時速7キロのファストウォーキング」を念頭に置きましょう。

時速7キロということは、1分間に約120メートル進むぐらいの速さです。時速7キロでは、ストライド（一歩）は50歳で80センチ弱（身長比の約50％）になるので、単純計算なら1分間に約150歩進むイメージになります。いずれにしても結構、高い目標だと思います。

もちろん、これは「できるだけ効率を高めるならば」という話です。時速8キロ以下で歩いたとしても、エネルギーは確実に消費されます。単にランニングより効果が小さいというだけです。女性であれば男性より一般的にストライドも小さくなるので時速6キロを目標にしていただいても構いません。

ウォーキングをすれば、ランニングより故障のリスクを少なく筋力をつけられます。筋力が衰えている人や、初心者は、遅く歩くのでかまいません。それでも歩かないよりは十分な効果が期待できます。

もっと速く歩いたら？

実際に時速7キロで歩いてみると、かなり疲れます。夏場だとすぐ汗だくになりますし、20分も歩けば息が上がります。決して「ウォーキングは楽なスポーツだなあ」とは感じないと思います。

一般的に、人間の歩行速度は時速4〜5キロと言われているので、時速7キロは相当なスピードです。「わざわざ運動着に着替えて行うスポーツ」としてのウォーキングだと考えてください。

この速度でウォーキングを行うと、「もう走ってしまいたい」という衝動にかられるはずです。先ほどPTSという言葉で説明したように、速度のことをまったく考えず、どんどん早歩きの速度をあげていくと、人間はどこかで必ず走り出します。走るほうが楽だからです。そのときの速度を見ると、だいたい時速7キロ台になっているはずです。

時速8キロを超えると走ったほうが楽だということを、人間の身体はおおよその範囲で知っているのです。だから、思わず「もう走ってしまいたい」と考えてしまう。これが、歩いたほうがエネルギー消費量は多いという意味です。

競歩の世界記録保持者は、時速15・6キロものスピードで歩きます。私たちが目標とする時速7キロの、倍以上です。これまで述べてきた話からすると、競歩というスポーツは、ものすごく非効率なエネルギーの使い方をしているわけです。選手たちは、さぞかし走り出したい誘惑と戦っていることと思います。

もちろん、ダイエットを目的として、少しでもエネルギー消費量を増やしたいという人は、時速7キロより速く歩いてかまわないのです。ただし、速く歩けば歩くほど、足には負担がかかる。トレーニングをしていない初心者の方が、競歩のスピードでいきなりは歩けないと思います。

逆に、時速7キロより遅い速度で「スロージョギング」をする方法があります。そのほうが、同じ速度で歩くよりもエネルギー消費は多い。ただし、ジョギングでもジャンプと着地の繰り返しになるのは変わらないので、筋疲労による故障の可能性は小さくないでしょう。

エネルギー消費量が多くて、なおかつ故障リスクも少ない。時速7キロを目標に歩くことは、非常に有効なのです。

私たちがこの本で目指しているのは、ダイエットというよりは、いつまでも元気に暮らせる身体を作ることです。いつまでも歩ける体力をつける。走るのと同じぐらいの運動効果があって、なおかつ故障が少ないという理由で、時速7キロのウォーキングを目標にすることは妥当な結論だと考えています。

インターバルウォーキングのすすめ

「ウォーキングのアドバンテージは理解した。でも、運動効果なら時速12キロでランニングしたほうが上がるだろうし、かといって、時速12キロでウォーキングするなんて、素人の自分には無理そうだ。時速7キロでウォーキングしつつ、さらに運動効果を高めていく方法はないものか？」

そう思われた読者がいるかもしれません。そういう方に私たちがおすすめしているのは「インターバルウォーキング」。早歩きとゆっくり歩きを、交互に何度も繰り返すことです。

運動には、酸素を必要とする有酸素運動と、酸素を必要としない無酸素運動があります。有酸素運動中は、エネルギー源として脂肪を燃焼する割合が相対的に高くなります。運動強度は低めなので、例えばゆっくりしたペースのウォーキングや軽めのジョギングのように、長い時間運動を続けることができます。その結果、たくさんのエネルギーを消費することができるので、ダイエットや生活習慣病予防に最適と言えるでしょう。

ところが、最近の研究で、このような強度の低い運動だけでは、加齢によって衰えていく筋力を維持するのは難しいことがわかってきました。しなやかで力強い体をいつまでも維持するためには、より強度の高い無酸素運動もバランスよく取り入れることが必要というわけなのです。

インターバルウォーキングは、ゆっくり歩きと早歩きを交互に繰り返すことで、心肺機能と筋力を無理なく向上させることを目指しています。粘り強さと力強さの両方をバランスよく高めていくために、ぜひおすすめしたいウォーキングです。

時速4キロ程度のゆっくり歩きで少し足慣らししたあと、まずは3分間、時速7キロを目標にできる限り速く歩いてください。そのあと3分間、普段通りの速さの歩きに変える。そして、またできる限りの早歩きをする……。これを繰り返すわけです。20分もやれば、息が上がると思います。

ウォーキング上級者のトレーニングになってきますが、普通に歩くより、運動効果は目に見えて高まります。筋力も無理なく鍛えることができ、このあとの説明に出てくる基礎代謝も上げられるので、長期的に健康的な身体になれます。

しかし、短時間で高い運動効果が望め、ランニングに比べると、故障の心配も少ない。これなら時速7キロを基本にすえたうえで、より運動効果を高めることができるはずです。

生活習慣病の予防になる

どんどん歩いてエネルギーを消費すれば糖分を使いますから、血糖値は下がります。運動の初期は糖が中心ですが、すぐに脂肪の燃焼も始まるので、中性脂肪も下がります。生活習慣病のリスクが抑制されるわけです。がんの予防になるという学説もあります。

下肢《かし》の筋肉だけでなく、体幹や上肢などの筋肉も鍛えられます。このように、とにかくウォーキングは健康にいいのです。

前章の終わりに「理想的な歩行姿勢」を紹介しました。もし腰が曲がっていたら、時速7キロを出すことは難しいと思います。ひざを曲げて、小さなストライドで歩いているのでは、時速7キロは出しにくいはずです。

つまり、時速7キロで歩行できるようになることは、換言すれば、ほぼ理想的な歩行を実現していることになるでしょう。

ただし、「ほぼ」と書いたのには理由があります。腕を引くようにして歩ける人が、意外と多くないのです。腕を振ると聞くと、どうしても前方へ振り出してしまいます。ここだけは意識して直す必要があるでしょう。

また、鼻で吸って、口から吐く呼吸を心がけること。おなかをグッとへこませて（いわゆる「ドローイン」です）歩くこと。こうしたことも意識すると、エネルギー消費効果はアップします。

前章で、歩行年齢を若く保つ最大のポイントは歩行速度であると説明しました。少なくとも時速7キロで歩けるうちは、支援・介護が必要な状態からは離れていられるはずです。

食前に歩くか、食後に歩くか

ダイエットを目的にウォーキングを始めた方は「20分以上やらないと効果がない」なんて話を聞いたことがあるかもしれません。

私たち人間は、運動するときのエネルギー源として、主に糖分と脂肪を使いますが、脂肪がうまく使われ始めるには少し時間がかかります。運動を始めると、「エネルギーが必要だ！」と感じた脳は、身体にためておいた体脂肪を使うように命令を出します。ところが、体脂肪がエネルギーとして利用されるには、遊離脂肪酸という形で血液内に放出されなければなりません。その行程が効率よく回りだすのに少し時間がかかるというわけです。

以前は「運動は20分以上やらないと意味がない」と言われたりもしましたが、20分経たないとまったく脂肪が使われていないという意味ではありません。最近では、10分程度の運動でもこまめに行うことで十分脂肪燃焼の効果があることも報告されています。

同様に、痩せるためには、食事でとった栄養が脂肪として蓄積されないよう、すぐ消費してしまうほうがいい。ときに「ウォーキングは食後にやるべきだ」とされるのは、そういう意味なのです。

ただ、この本はダイエットが目的というより、いつまでも元気に歩ける身体を作ることを目的にしています。脂肪を減らすというより、筋肉を増やしたい。そのためには、食前に歩いて、食事で筋肉の材料を補う必要があります。運動をした直後の身体は栄養を欲する状態になっていますから、効率よく筋肉をつけられます。

それに、長期的に見れば、これにもダイエット効果はあります。短期的に見れば、筋肉量が増えることで体重は増えるのです。しかし、筋肉がつけば基礎代謝が上がる。何もしていなくても脂肪を燃焼するような身体に変貌するわけです。「痩せやすい身体」に変わる。長い目で見れば、脂肪も体重も減っていきます。

人間が歩けなくなるのは、筋肉が衰えていくからです。50歳以上でウォーキングを始めるとしたら、筋肉をつけることを最優先したほうがいい。本書の目的を考えると食事の前に歩き、歩いたあと食事をとるほうをおすすめします。

食事も、主食、主菜、副菜のそろった献立でバランスよくとるほうがいいと思いますが、まずはたんぱく質をしっかり取って筋力をつけて、しなやかで力強い身体をいつまでも維持することが大切です。

いきなり30～40分ものウォーキングを始めようと思うと、やはりハードルが高すぎます。途中で断念する人が続出するはずです。それより、短い時間でもウォーキングを習慣にしていきたいです。

もちろん目指すべき地点は、運動としてのウォーキングです。運動着に着替えて、「フィットネスウォーキング」（アシックスの商標です）に取り組むようになってもらいたい。でも、入り口は駅まで10分間の通勤タイムをできるだけ早く歩くことであってもいいと思います。

ちょっとした早歩きは最近、「ブリスクウォーク」という名前で呼ばれるようになりました。いつもよりちょっとだけ速めに歩く。そんな意識を持つだけでも、確実に効果が出てくるはずです。

少しだけスピードを上げる、よい姿勢で歩く、そんな意識を持つだけで、運動効果は劇的に変わってきます。

三つのウォーキングプラン

アシックスでは長年にわたって、プロ、アマを問わず、フルマラソンの自己ベストを更新するためのトレーニング研究をしてきました。一般向けには「ランニング科学塾」というサービスにその研究を活用してきました。

「サブ4」と呼ばれる4時間切りを目指す人と、「サブ5」と呼ばれる5時間切りを目指す人では、当然、トレーニングメニューが異なります。漫然と練習していたのでは、なかなか4時間の壁は破れません。週1～2回しか練習しない人と、週3～4回練習する人でも、練習メニューは変わってきます。

ランニング科学塾などを通じて、マラソンのタイムを縮めるには、どういうトレーニングをやるのがもっとも効率がいいのか、という知見が蓄積されてきました。

ウォーキングの場合、マラソンみたいに「42・195キロを4時間で走る」といった具体的な目標値があるわけではありませんが、運動効果をいかに最大化するかという部分では、蓄積した知見を活用できます。

例えば、これまで20分のウォーキングをしてきた人が、それを30分に伸ばしたとき、持久力はどれだけ上がるか、といったデータを持っているからです。

私たちは現在、初級、中級、上級と、三つのウォーキングプランを用意しています。どれも週4回が目標です。

初級プランは、まずは10分間、歩くこと。たった10分間であれば、通勤時間を利用することも可能となり、週4回でも無理がありません。要は、ウォーキングを生活の一部にしていく入門編と言えます。

中級プランは、20分間、より速いスピードで歩く。余裕のある人は、ここからインターバルウォーキングを取り入れてもいいでしょう。

上級プランは、30分間、さらに速く歩く。インターバルウォーキングを取り入れながら、できるかぎり時間を伸ばしていく。最大45分が目標です。

週4回のウォーキングを維持しながら、強度と時間を増やしていくわけです。

このプランでは速度を厳密に決めていませんが、もし上級プランを「時速7キロのファストウォーキング」で実行するとしたら、30分で3・5キロ、45分で5・3キロ近くも歩くことになります。

先ほど説明したように、時速7キロで50歳の男性が歩けば、一歩で80センチ進むわけです。それで計算すると、30分なら4500歩、45分なら6750歩も歩くことになります。かなりのハードな運動です。

なぜ最大45分なのか？

入門編の初級プランから始められた方は、すぐに効果が見えると思います。実は、ふだんあまり身体を動かされていない方ほど、運動効果が早く表れます。身体が変わっていくことが実感できると、やる気も湧いてきます。

一方、ふだん何かスポーツをされている方は、なかなか運動効果が実感できないかもしれません。それでも焦らないことです。初級プランから中級プラン、中級プランから上級プランと、強度と時間を増やしていけば、知らず知らずのうちに運動能力は高まっていきます。

ウォーキングも運動ですから、やればやるほど効果があります。歩けるのであれば、どこまでも長く歩くほうがいいのです。それでも上級プランで「最大45分間」と上限を決めているのは理由があります。

筋トレなど、ほかのトレーニングも同じなのですが、「ちょっとしんどいな」と感じてから数回やって終わるのがベストの強度とされています。それ以上やると、筋肉が悲鳴を上げてしまう。故障発生のリスクが高くなります。

人間の身体は、自分の限界を知っています。だから、身体が悲鳴を上げる直前でやめておくわけです。

もちろん個人差があるので、一概には言えません。私たちの経験則では、45分もファストウォーキングを行えば、かなり疲れます。そこにインターバルウォーキングを取り交ぜれば、20~30分でもヘトヘトになると思います。それ以上やると、身体が故障するリスクも大きくなっていきます。

ランニングでは「シンスプリント」に悩まされる人が少なくありません。脛骨過労《けいこつかろう》性骨膜炎《せいこつまくえん》のことで、脛骨というむこうずねの骨を覆っている骨膜が炎症を起こしてしまいます。痛みが数ヵ月続くこともあります。

学校のクラブ活動に入部したばかりの頃や、合宿のときなどに、よく起きる症状です。要は、短期的に負荷をかけすぎることで、身体が悲鳴を上げてしまいます。そのため、「過労性」という名前がついているわけです。

実はこのシンスプリント、ウォーキングでも起きることがあります。あまりにやりすぎるのもリスクがある。もう疲労困憊《こんぱい》するギリギリ手前のところでやめておくことがミソなのです。

元気になることが目的なのに、身体を壊してしまってはなんの意味もありません。そこで、最大45分という目安を導入しています。「それでは、もの足りない」と感じる人は、脚力も鍛えられていますので、時間を伸ばすより、ランニングなどのさらに上のレベルの運動を目指すのもよいです。それぞれの生活スタイルや目的に合わせて、楽しく長く運動を続けていきましょう。

ウォーキングやランニングは、球技のような運動センスを求められるものではありません。いわゆる「運動音痴」な人でも気軽に始められますし、継続して行えば、必ず結果がついてきます。トレーニング効果が目に見えるので面白くなり、ついつい練習しすぎてしまうものなのです。

最大45分間という数字は、「無理なく楽しくがいつまでも運動を続けるコツ」という、私たちからのメッセージでもあるわけです。

第4章　「ウォーキングシューズの秘密」

歩くならウォーキングシューズで

前章までで歩き方について説明しましたので、この章では靴の話をします。いつまでも元気に歩ける身体を作るには、歩き方を変えることと、ちゃんとした靴を選ぶことを、セットで考える必要があります。間違った靴で歩くと、逆効果になることもあるからです。

では、ウォーキングをするとき、どんな靴を履くことが望ましいのか？

「単に歩くだけなんだから、運動靴なら何でもいいのでは。前に買ったランニングシューズを使わずに持っているから、あれで十分だろう」

そうお考えの読者もいるかと思いますが、ランニングシューズとウォーキングシューズはまったく別の設計になっているので注意が必要です。

これが意外と理解されていないのです。靴にはそれぞれの用途に応じた機能があります。例えば靴底がつるつるしたボウリング用の靴で、雪道を歩く人はいないと思います。滑って転倒することは想像がつきます。ところがウォーキングに関しては、平気でランニングシューズを履く人が少なくないのです。

歩くことに特化したウォーキングシューズには、歩きやすさや運動効果を上げるためのさまざまな機能設計がなされています。

私たちがウォーキングシューズを作るとき、何を考えて、どういう工夫をしているのか。それを知ることで、歩くことの奥深さを理解していただければと思います。

なぜ4種類のウォーキングシューズがあるのか

アシックスのウォーキングシューズは、ビジネスや街履き目的の「ライフスタイルシューズ」から運動目的の「フィットネスウォーキングシューズ」までさまざまなものがあります。代表的な商品としてはランウォーク、ペダラ、ゲルムージー、ライフウォーカーが挙げられます。

ランウォークとペダラというのは、いわゆる革靴です。一般的にスポーツシューズと違い、革靴は硬いし、クッション性もないし、足にやさしくない。そこで「スポーツシューズの履き心地を合わせもった革靴を作れないか」という問題意識から生まれました。

ラフな格好で仕事をしてもOKという会社が増えてきたとはいえ、運動靴で出勤するのがはばかられる職場は、まだまだたくさんあります。スーツに運動靴という組み合わせが嫌な人もおられるでしょう。そこで、アッパー（靴底を除いた足の甲を覆う部分で甲革とも呼ばれる）が革のビジネスシューズを、いかに歩きやすいものにするかを考えたのがランウォークやペダラなのです。

アッパーは、デザインとスタイルを損なわないことも求められますので、靴底の部分にクッション性能を持たせるなど、足にやさしい工夫をしています。運動機能を高めるというよりは、デザインやスタイルと快適性とのバランスが重要となる世界です。

革靴に代表的な商品が二つあるのは、理由があります。ここまで説明してきたように、20～50歳の歩行はほとんど変わらないのに、50歳を過ぎると急激に変化します。人によっては、それまでとまったく異なる歩き方に変化する人もいます。

そこで、50歳を大きな境目とみなして、それより若い人に向けたランウォーク、それより年配の方に向けたペダラと、機能を分けて作ってきたわけです。

一方、ゲルムージーというのは、運動靴です。スポーツシューズと見た目が変わりません。前章で説明した運動としてのウォーキング、つまりフィットネスウォーキングをするための靴なのです。

ゲルムージーは、運動としてのウォーキングに必要となるさまざまな機能を盛り込んでいます。そのため、時速7キロのファストウォーキングを実践したいという方は、ゲルムージーを選んでいただくといいと思います。

最後のライフウォーカーというのは、高齢者向けのウォーキングシューズです。50歳を超えると個々人の差があるとはいえ、全体の傾向として歩行能力は落ちてきます。歳を重ねるほど筋力はどうしても落ちます。そこで、安定性などの足りない部分をサポートしながら、いつまでも元気に歩いていただくための靴です。

ライフウォーカーは、自力で歩けなくなる状態の手前で踏みとどまるための靴。そういう意味では、ペダラよりさらに高齢者、もしくは歩くことに少し困難を感じている人を対象にしています。

この本のテーマは「いつまでも元気に歩くには、どうすればいいのか」ですから、ゲルムージーとライフウォーカーに焦点を当てて、もう少し詳しく説明したいと思います。

速く歩ける人と、速く歩けない人

これまでの説明では、足形や歩き方の変化から、「50歳未満」と「50歳以上」に分けてきました。

さらに、50歳以上の人を分けるとした場合、もう1本だけ線を引くとしたら、「速く歩ける人」と「速く歩けない人」になると思います。

50歳を超えると個々人の差が大きくなると述べてきました。80歳になっても、30歳と変わらないスピードで歩ける人がいます。そんな人は「私は80歳だからライフウォーカーだ」と発想するのではなく、迷わずゲルムージーを選んでほしいです。

ウォーキングシューズには、大きく2種類あると考えてください。運動としてのウォーキングをするための靴と、衰えてきた歩き方をサポートするための靴です。ゲルムージーは前者、ライフウォーカーは後者です。

ゲルムージーにも2種類あります。時速4キロで歩くことを想定したタイプ（遅い歩行タイプ）と時速7キロで歩くことを想定したタイプ（速い歩行タイプ）。もちろん速度によって設計は変わってきます。

速い歩行タイプは、ファストウォーキングが楽にできるように考え抜かれています。

「せっかく運動するのに、楽に歩ける靴を選んでどうするんだ。むしろ、歩くのが大変な靴のほうが、運動効果が上がっていいだろう」

そう思われた読者がいるかもしれません。おっしゃる通りです。ウォーキングも正しく行えば、なかなか疲れます。特に時速7キロで歩くのは、非常に疲れます。長時間、歩けるかどうかというのが、実は大きなポイントになっています。

どんなにきつい運動であろうと、5分10分で終わってしまったのでは効果が少なくなってしまいます。20分、40分と続けることで、脂肪燃焼などの効果があるのは、すでに説明した通りです。筋肉や心肺機能だって、長く歩くほうが鍛えられます。

まずは長く歩くことが最優先。「こんなの、しんどすぎて嫌だ。明日からもうウォーキングなんてやらない！」と思われてしまっては、元も子もありません。そうした事態を防ぐためにも、より効率よく歩ける（「楽に歩ける」と言い換えてもかまいません）靴を用意しているわけです。

私たちの目指すところは、「歩きやすいので、ものすごく楽にウォーキングできる。楽しくなって、ついつい歩きすぎちゃう。でも、歩き終わって家に帰ると、思いのほか疲れて運動効果が上がっている」というウォーキングシューズなのです。

ゲルムージーのムージーを英字で表記すると、MOOGEE。このネーミングは卵からきています。EGGをひっくり返すとGGE。この言葉を少しだけ加工したわけです。

エネルギー保存の法則

では、どうして卵なのか？　次ページの図を見てください（図35）。ランニングでは、ボールがポンポンポンと弾むように、身体重心が移動していきます。一方、ウォーキングではつねにどちらかの足が地面についていますから、そんな動きにはなりません。むしろ卵がゴロンゴロンと転がっていくように、身体重心が移動していきます。

ここで最大のポイントになるのは「いかにエネルギーロスを減らすか」。中学校のときに「エネルギー保存の法則」を習ったと思います。位置エネルギーと運動エネルギーを足した総和は、つねに一定になります。エネルギーとは、「仕事をする力」で、モノを動かす能力のことをいいます。

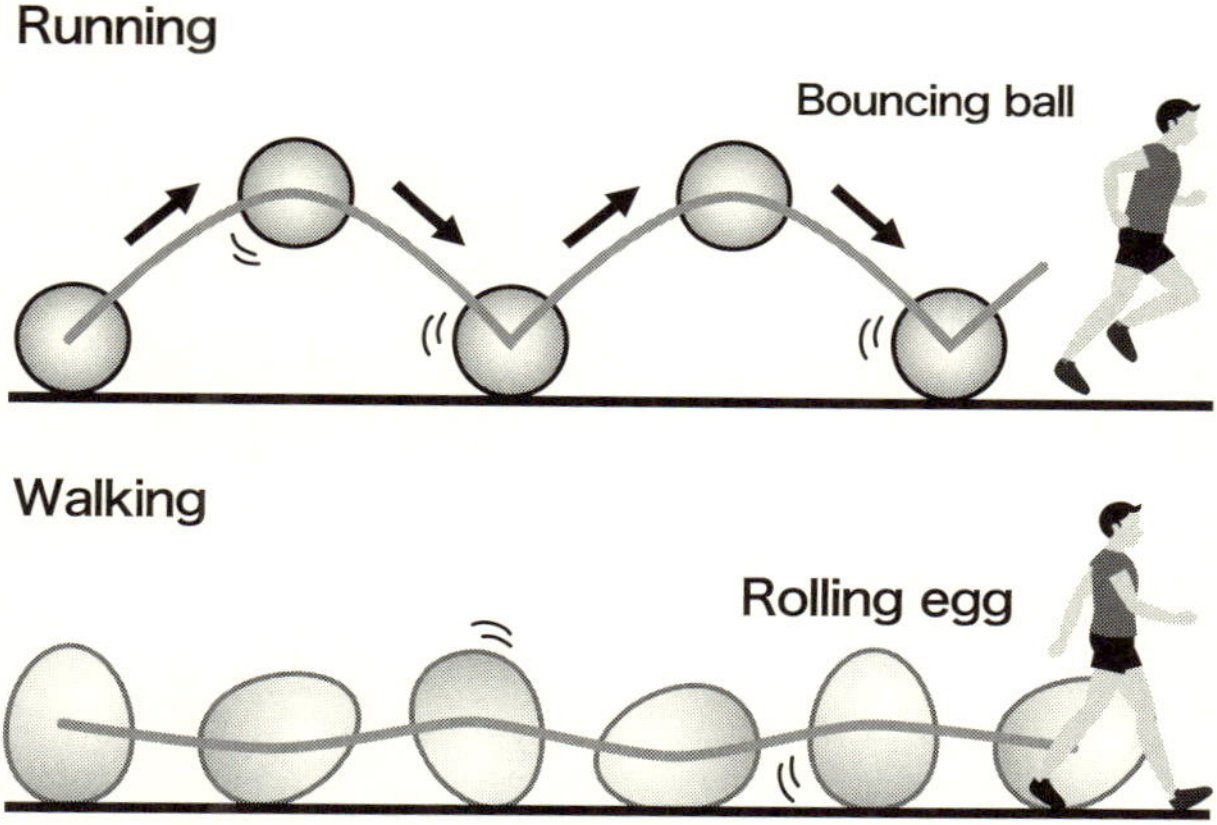

図35　ランニングとウォーキングの身体重心移動の違い

振り子で説明しましょう。両端にあるとき、振り子は止まっています。つまり、運動エネルギーはゼロの状態。でも、位置としては、もっとも高いところにあります。位置エネルギーは最大なのです。

逆に、もっとも低い地点では、当然、位置エネルギーは最小です。でも、このとき、もっとも速いスピードで振り子は移動しています。つまり、運動エネルギーは最大なのです。

あるときは位置エネルギーが運動エネルギーに変換され、あるときは運動エネルギーが位置エネルギーに変換される。しかし、その総和は変わらない。これがエネルギー保存の法則です。

理屈としては、位置エネルギーと運動エネルギーの総和はつねに一定になる。真空で摩擦がない空間で振り子を動かせば、ずっと動き続けているはずです。でも、現実問題、振り子はいつか止まってしまう。空気の抵抗があったり、ひもをつないでいる部分の摩擦があるなど、ロスが出るからです。

卵を転がすときも一緒です。形状が一定の楕円形状になっていなかったり、摩擦があったりするので、エネルギーロスが出ることは避けられません。いずれ、どこかで止まってしまう。そのロスをできるかぎり最小限に抑えられないか？　そういう発想で作った靴がゲルムージーなのです。

第2章で、歩行速度の速い人ほど上下動が大きくなると説明しました。ファストウォーキングでは、上下方向に大きなエネルギーロスが出るということです。このロスをいかに減らすか。上下の動きを、どうやって効率よく前後の動きへ変換していくか──。それが私たちの課題でした。

中足部をたわませる新たな視点

人間が歩くときに置き換えて考えてみましょう（図36）。図のⒶやⒸは片足だけに

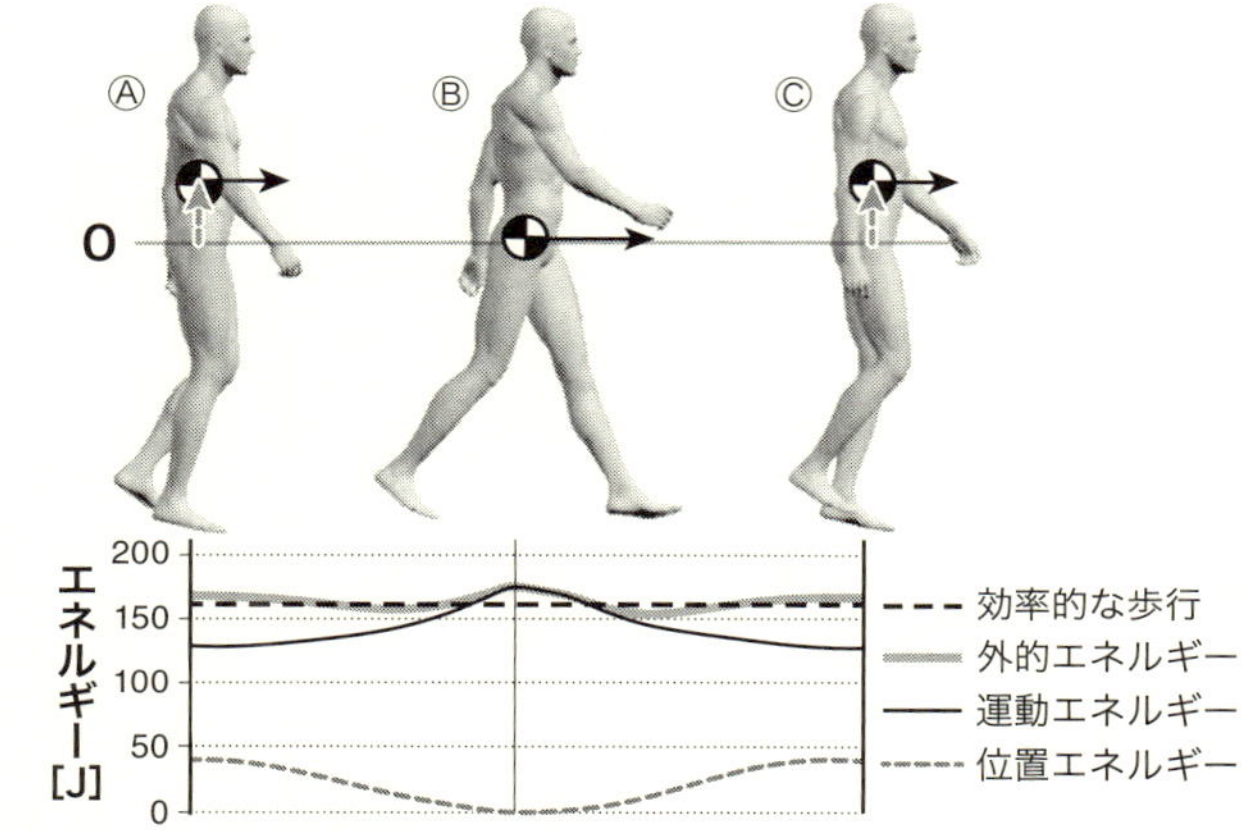

外的エネルギー(E_{ext})＝位置エネルギー(E_p)＋運動エネルギー(E_k)

外的エネルギー変化：小（位置エネルギーと運動エネルギーの和が一定）

➡エネルギーロスが少ない身体重心の動き＝効率的な歩行

図36　歩行中の身体重心の動き

体重が乗っている状態（片足支持期）です。このとき、位置エネルギーは最大に、運動エネルギーは最小になります。一方、図のⒷは両足に体重が乗っている状態（両足支持期）です。このとき位置エネルギーは最小に、運動エネルギーは最大になります。

Ⓐから Ⓑの局面で位置エネルギーを、いかにして効率よく運動エネルギーに変換していくか。また、Ⓑから Ⓒの局面で運動エネルギーを位置エネルギーに変換していくか。私たちが行き着いた解決策は、歩行中の身体重心の上下動

を抑えることでした。

上下動を抑えることにより、位置エネルギーと運動エネルギーの変換が効率よくなると考えたからです。

例えると大きい卵から小さい卵に変換するイメージです。それらを同じ力で転がすと、大きな卵はゴロン、ゴロン、ゴロンと加速と減速の差が大きく繰り返して進みますが、小さな卵の方は加速と減速の差が小さくコロンコロンコロンとスムーズに前に転がります。つまり、上下動と前後動の変換がスムーズになり、エネルギーロスが減るのです。

では、この考え方を靴でどう実現すれば良いのか。つぎに詳しく説明します。

Ⓐと©の片足支持期では身体重心が最も高い位置にくるため、上下動を抑えるには下げる必要があります。このとき、足の中足部を中心に力がかかっています。つまり、身体重心を下げる為には、靴底の中足部分を落ち込む構造にする必要があります。

一方で、Ⓑの両足支持期では逆に身体重心が最も低い位置にくるため、上下動を抑えるためには持ち上げる必要があります。このとき、前足部とかかと部に力がかかっています。つまり、身体重心を持ち上げるためには、靴底の前足とかかと部分が落ち込まない構造にする必要があります。

この仮説が正しいかどうかを検証するため、かかとや中足部、前足部の厚みをさまざまに変えて、歩行中のエネルギーロスを比較する実験を行いました。

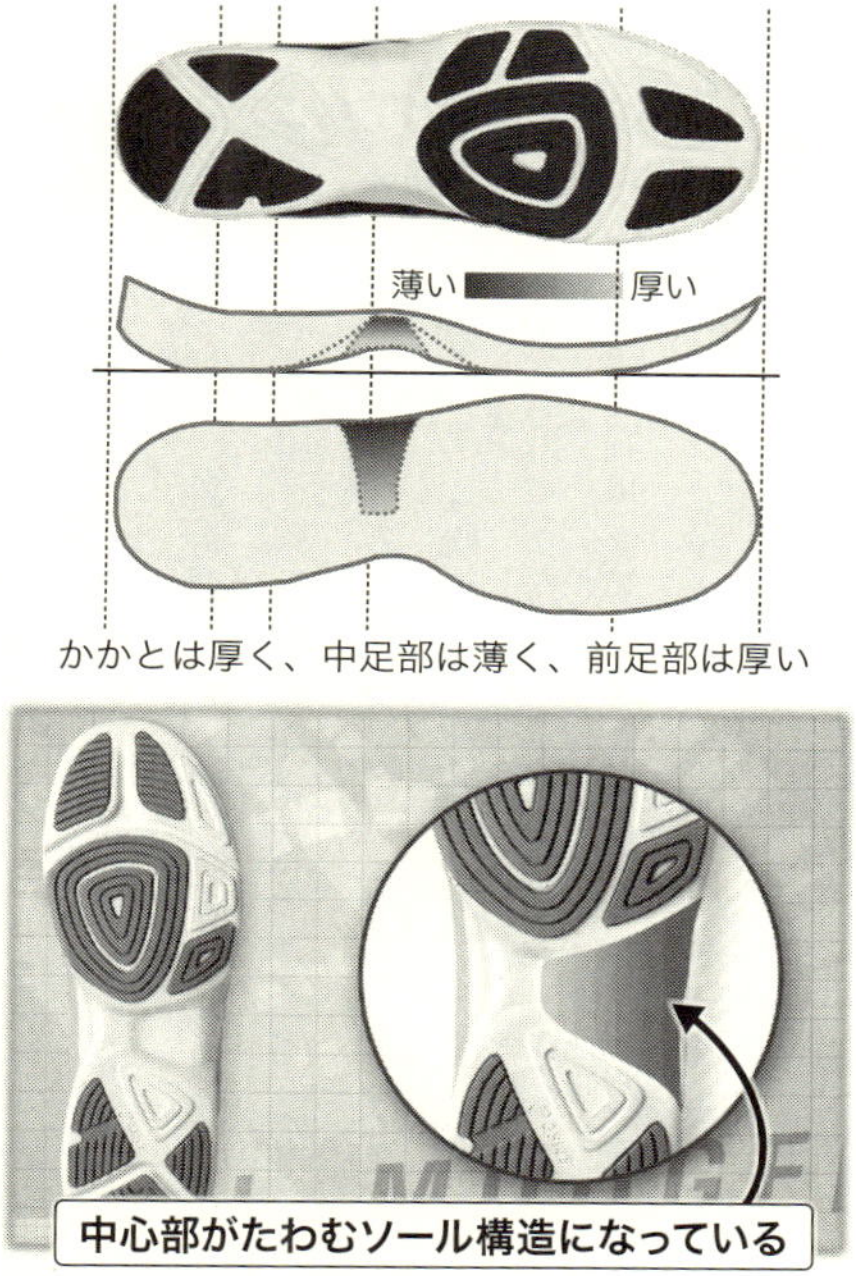
薄い
厚い
かかとは厚く、中足部は薄く、前足部は厚い
中心部がたわむソール構造になっている

図37　エフィシエント構造

その結果、エネルギーロスを抑えることにもっとも効果的だったのは、中足部（土踏まずがあるあたりのことです）をかかとや前足部に対して落ち込むように「たわむ構造」（特許第5656309号）にすることだったのです。

まずはかかとで着地

し、次に中足部へ体重を移動していく。このとき靴底の中足部が柔らかかったり、厚みが薄かったりすると、大きく沈み込みます。これで、上下動を抑え、位置エネルギーを効率よく、前への運動エネルギーに転換することができます。

中足部がたわむと、前足部は上に持ち上がります。すると、次に前足部へ体重を移したとき、身体が上に持ち上がり、上下動が抑えられ、今度は運動エネルギーを位置エネルギーに効率よく転換できます。

かかとから中足部にかけては下りの形を、中足部から前足部にかけては上りの形を作ることで、位置エネルギーと運動エネルギーの変換をより効率化したわけです。

かかとは硬く、中足部は柔らかく、前足部は硬い。あるいは、かかとは厚く、中足部は薄く、前足部は厚い。そんな靴底を作り上げました。これを私たちは「エフィシエント構造」と呼んでいます。

なぜウォーキングシューズで歩くべきなのか

本章の冒頭で、ランニングシューズとウォーキングシューズでは異なる設計をしていることを述べました。

ファストウォーキングの特徴は、次の通りです。同じ速度のランニングと比べた場合、ストライドは大きい。ストライドが大きいことと関連して、かかとが地面と接地する角度は大きくなり、MP関節の曲がりも大きくなります。これはランニングと異なり、両足が同時につく両足支持期があるからです。その結果、片足で立っている時間の割合（接地期に対して）が短く、中足部にかかる力は小さくなります。

一方で、同じ速度のランニングでは、まずストライドが小さい。ストライドが小さいことに関連して、前に出したかかとの接地角度は小さくなり、うしろの足のMP関節の曲がりも小さくなります。片足でつく局面しかないので、片足で立つ時間の割合（接地期に対して）がランニングより長くなり、中足部にかかる力は大きくなります。

ランニングのスピードを上げていった場合、ストライドは大きくなりますが、両足をつく瞬間がないので、ウォーキングほどMP関節の曲がりや、かかとの接地角度は急激に大きくなっていきません。素早く移動するものの、体重の2～3倍の力がかかってきますので、中足部にかかる力は大きくなります。

このようにまったく異なる特徴をもっているわけですから、当然、靴の設計も変わってきます。

ランニングでは中足部への負担がウォーキングの何倍も大きいため、中足部が薄い（柔らかい）設計では故障につながりかねません。

ランニングをされている方なら、「プロネーション」という言葉を耳にされたことがあると思います。着地の瞬間、かかとが過度に内側へ倒れ込み、アーチが落ち込むオーバープロネーションや、逆に倒れ込みが足りないアンダープロネーションが起きます。足首がねじれる形になって、さまざまなランニング障害に結びつきます。

中足部がたわむシューズを履くと、アーチが落ち込み、こうしたプロネーションのリスクがさらに高まる。安定性まで考慮に入れると、ランニングシューズでは、むしろ中足部を変形しにくくする必要があるわけです。

そのため、一般ランナー向けのランニングシューズは、中足部が硬い設計になっています。ゲルムージーのようなウォーキングシューズとはまったく別の構造です。

もちろん、マラソンで3時間を切るような上級者向けモデルでは、この部分のケアより、速く進むほうを優先しているものがあります。でも、読者のみなさんがお店で見かける一般向けモデルは、クッション性や安定性も強くして、快適に走れることを優先していることが多いと思います。

つまり、ランニングシューズでウォーキングをすると、特に速く歩くことに対して、無駄なエネルギーロスが大きくなってしまいます。

ウォーキングシューズは「ランニングシューズの廉価版」というイメージを持たれている方がいますが、まったく異なる設計をしている部分があるのです。

ウォーキングをするときには、ぜひとも専用のウォーキングシューズを履いていただきたいと思います。

遅いモデルには安定性が求められる

ゲルムージーの速い歩行タイプは、中足部のたわみが大きくなるよう設計してあります。かかとから中足部にかけて下り坂を設けることにより、より前に進む力を生み出そうと意図しています。

時速7キロで歩ける人は、十分な筋力を持っていると想像できるため、安定して歩く能力に問題があるとは考えにくいです。とにかく速く歩くことを優先して、安定性の比重を落としています。

一方、ゲルムージーの遅い歩行タイプは、そこまで無我夢中にファストウォーキングをやらなくても、ゆっくり長く歩きたいという人のためのウォーキングシューズです。

時速4キロは、ややゆっくり、ぶらぶら歩くぐらいのスピードですから、遅い歩行タイプではエフィシエント構造の要素を小さくしています。速い歩行タイプに比べて、靴底の厚みや硬さの変化は小さくなっています。こちらのモデルは、むしろ安定性のほうをケアしている。「グルーヴチェンジ構造」と「ガイダンスライン構造」です。以下に詳細を説明します。

第2章で、歩行速度が遅くなればなるほど、横方向への揺れが大きくなると説明しました。その部分をケアしているのです。だから、速い歩行タイプには搭載されていないグルーヴチェンジ構造とガイダンスライン構造が入っています。

こうした構造は、ペダラといった、中高年層向けのウォーキングシューズにも使われています。

どんな靴でも、前への推進力と安定性は不可欠な要素です。どちらも欠かせないので、それぞれにバランスを変えて設計しています。そのなかで、前者の割合をかぎりなく増やしたのがゲルムージーの速い歩行タイプ、後者の割合を増やしバランスを取ったのがゲルムージーの遅い歩行タイプだと考えてください。

グルーヴチェンジ構造

まずはグルーヴチェンジ構造について説明しましょう。

ウォーキングとランニングの最大の違い。それは、前の文章でも何度か述べたように、両足で接地している局面が存在することです。

次ページの図を見てください（図38）。ウォーキングでは、左足のかかとが着地した瞬間、体重の大半はまだ右足のつま先の部分に残されています。それが半々ぐらいになり、最後は、左足のかかとに体重の大半が乗って、右足のつま先にはほとんど体重が乗っていない状態になります。これを左右交互に繰り返すのが歩行なのです。

だからウォーキングシューズには、前に出したかかとと、うしろに残したつま先がうまく連動するような構造を用意しないといけない。ランニングシューズにはない発想です。

安定性を求めるなら、靴の接地面積は大きいほうがいい。そのほうがグラグラしないことは、直感的にご理解いただけると思います。だから、アウトソール（靴底の地

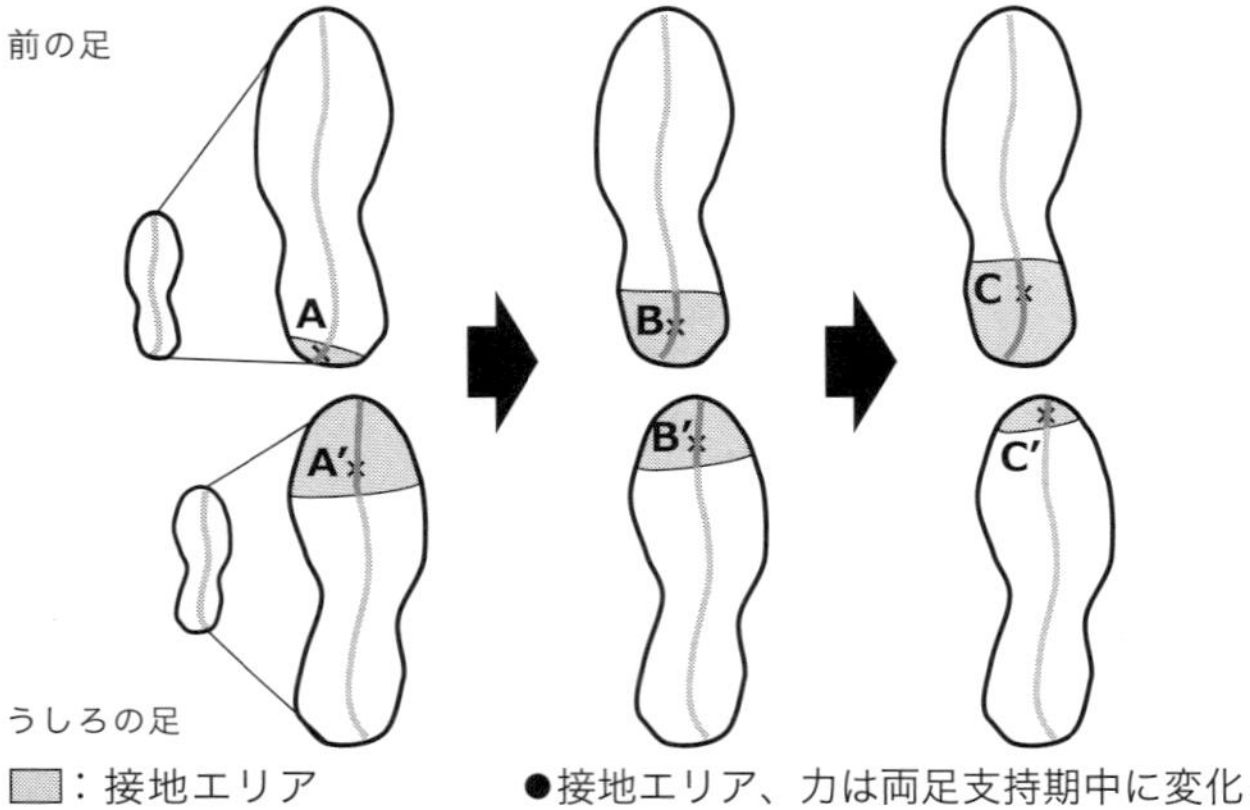

図38　ウォーキング中の両足の接地エリア

面に触れる部分）に溝を入れて、屈曲を容易にし、各局面で接地面積を大きくするように工夫をしています。

ただし、ウォーキングでは両足で接地する瞬間があります。図38で説明すると、前に出した左足の靴のアウトソールにも、うしろに残した右足の靴のアウトソールにも、溝を入れる必要があります。つま先の少しうしろあたりと、かかとの少し前あたりの2ヵ所に溝を入れれば、より接地面積は増やせる。これがグルーヴチェンジ構造なのです（特許第5923224号）。

両足で接地しているわけですから、うしろの足がどのように蹴り出すかによって、前の足の着地は影響され、変化しま

POINT① かかと部が着地する方向に合わせてつま先部が蹴り出せるように、かかと部と前足部に斜めの溝を施す。　※下図 A と B

POINT② つま先部の意匠も前足部の斜めの溝（下図 A）と同方向に合わせることで、安定性を高める。　※下図 C

POINT③ 後足部から前足部にかけて、スムースな体重移動が期待できる溝（ガイダンスライン構造）も施している。　※下図 D

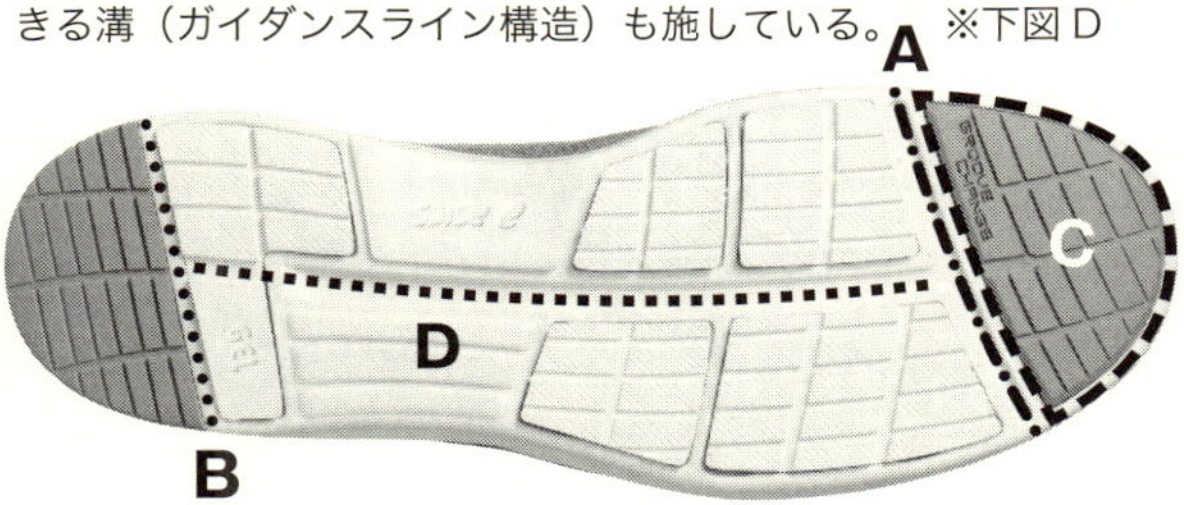

図39　ウォーキングシューズの靴底の意味

す。逆に、前の足がどのように着地するかによって、うしろの足の蹴り出し方も影響され、変化します。ランニングでは両足がつく瞬間がないため、前足に影響されることなく、つま先から力が外側へかかっていきますが、ウォーキングでは、前の足の着地位置に影響されて、内側に力がかかっていきます。

だから、つま先のあたりと、かかとのあたりに、スパッと横方向に溝を入れればいいというものではないのです。もう少し斜めに溝を入れないといけません（図39）。

つまり、靴の形に対して真横に溝を入れるのではなく、前に出した足のかかとと、うしろに残した足のつま先を結んだ線に対し、真横に溝を入れる必要があるということです。

高齢者向けのグルーヴチェンジ構造は斜めに入れる

ここで、ややこしい問題があります。第1章で見ましたが、歳を重ねた人ほどつま先が外側へ開いていく傾向があることです。歩隔も広がる傾向があるので、右足と左足の距離も開く。その結果、前の足とうしろの足が、どの方向に影響を及ぼしあうかが変わってきます。

要は、年齢によって、溝の入れ方が変わってくるということです。

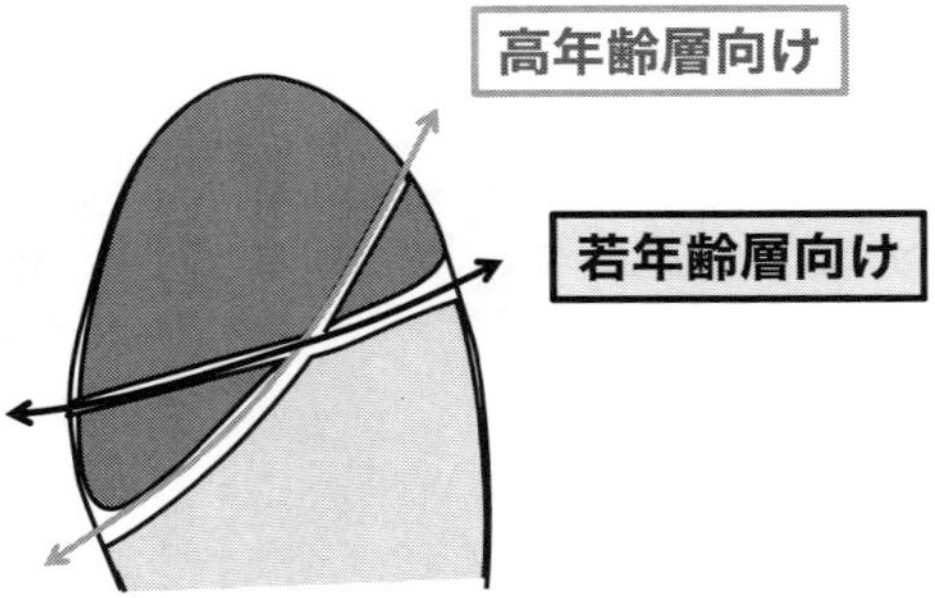

図40　年代別のシューズ設計例

歩隔が開くということは、若い人と比べ、うしろの足のつま先が、より身体の外側につくので、前の足との関係により、より内側に引っ張られることを意味します。つまり、つま先の部分に入れる斜めの溝は、より内側に傾いた形に入れないといけない

（図40）。

かかとの部分も同様です。ゆっくり歩いたり、歩隔が広がったりすると、どんどんかかとの外側の部分で接地するようになります。そのため、かかとに入れる溝も、少し外側に傾いた形に入れる必要があるのです。

年齢別にストライドを比べると、若い人のほうが大きいことは第2章で述べました。高齢者のほうが、片足で立っている時間の割合が短いということです。両足で立つ時間の割合が長いぶん、もう一方の足に影響される時間も長くなります。グルーヴチェンジ構造の微妙なバランスを、より考える必要があるわけです。

圧力中心の位置にガイダンスライン構造

両足で接地しているときに安定性をもたらすアイデアがグルーヴチェンジ構造なら、もうひとつのガイダンスライン構造というのは、片足だけ接地しているときの安定性向上を考慮した構造です。

図36のDのように、靴底の部分に縦に溝を入れたのがガイダンスライン構造です。溝を入れておくと、体重をかけたときに溝に沿って靴がたわみます。すると、自

然と、そのラインに沿って歩くようになる。体重移動するときに、圧力中心点が左右に揺れにくいのです。

圧力中心点のデータをとるとわかるのですが、同じ人であっても、1歩目と2歩目と3歩目でトレースする場所が変わります。それぐらい、体重移動というのは安定しない。ガイダンスライン構造で一定の線に誘導するのは、非常に意味のあることなのです。

第2章で「あおり運動」というキーワードが登場しました（図31など）。はだしで歩いたとき、足の裏にどういう順番で最大圧力がかかっていくかを見たものです。かかとで着地し、足の外側を通って、最後は親指のつま先で蹴り出していく。

これに関して「あおり運動のイメージで体重移動をするように」というアドバイスを見かけますが、これは間違いです。あおり運動は、あくまで「どういう順番に力が強くかかっていくか（最大圧力点の移動）」を示した概念図にすぎないのです。

実際には、この線上の1点だけで接地していることはありません。例えば、母趾球（親指のつけ根）が接地した瞬間、同時に小趾球（小指のつけ根）も、かかとも接地しています。いろんなところに力がかかっています。だから、そのなかで、どこに平均的

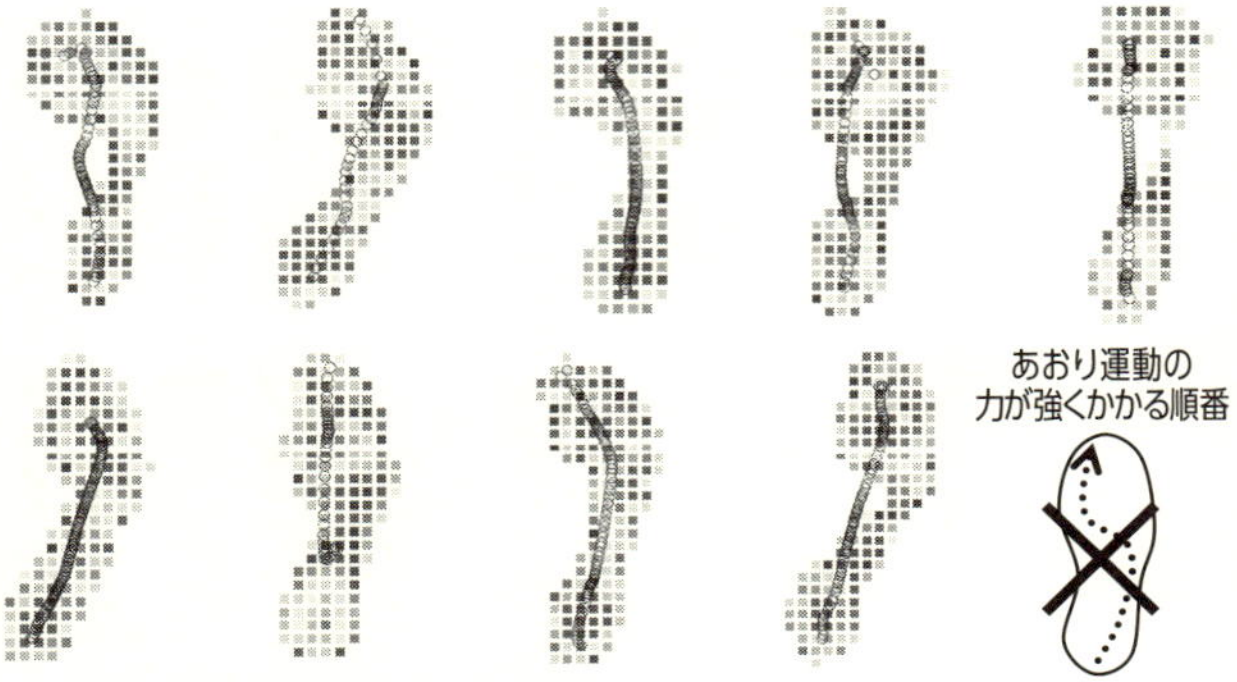

実際のCOP：足の中央を通る ≠ あおり運動の力が強くかかっていく順番（かかと→小趾球→母趾球→母趾）

図41　COPとあおり運動の軌跡の違い

に力がかかっているか（圧力中心点）を考えないといけません。

そのときどきの圧力中心点の場所が、どう移動していくのか。それを見たものが「圧力中心点軌跡（COP）」です。はだしでCOPを測ったものを示しますが（図41）、あおり運動よりは直線的な動きになっていると思います。決して、あおり運動の力が強くかかっていく順番のような曲線にはなっていません。

そして、あるべきCOPの場所に溝を入れて、そこへ体重移動を誘導しようというのが、ガイダンスライン構造なのです。

COPを意識することの意味

男性と女性のCOPを比べた場合、女性のほうが足の中心線に近く、男性は足の内側寄りを通ります。

女性は男性より骨盤が広いので、足のつけ根（股関節）と足を結ぶ線がより傾き、その影響で足の外側寄りに力がかかっているのだと考えられます。

また、高齢者と若者を比べると、男性・女性を問わず、高齢者のCOPは足の外側に寄る傾向があります。歳を重ねるとO脚ぎみになる人が増えることは前に述べました。O脚は、力が足の外側にかかりやすくなるので、COPが外側に寄るようになると考えています。

ガイダンスライン構造を入れるときには、こうした性差や年齢差まで考慮に入れて、どこに溝を入れるべきかを考えています。

第2章で見たように、指を使わない歩き方をしていたり、指を使っても親指ではないところから蹴り出していく人がいます。正しい歩き方を実施できていないわけですから、そういう人に「あおり運動」を意識させることには意味があります。足が本来持っている機能を保つうえで有益だと考えています。

しかし、靴を履いて歩くときには、むしろCOPのほうを意識することで、より自然な歩き方になると思います。必ずかかとで着地する、最後は親指のつま先から抜けていく。その2点だけを意識するぐらいで良いとも考えています。

はだしで歩くとき、土踏まずの部分は地面とくっつかないので、力はかかりません。しかし、靴を履くと、その部分も接地することになります。なおのこと「あおり運動」のイメージにはならないのです。

ガイダンスライン構造に沿った歩き方をすることは、カーブ足やストレート足への変形を防ぐという点でも効果があると考えています。正しい体重移動を心がければ、それだけ足への負担も減ると考えられるのです。

履いているだけでトレーニングになる靴

ガイダンスライン構造は、靴底部分にあえて弱い部分を作り、そこに力が集まるようにして、あるべきCOPに無意識のうちに誘導できるようにした工夫です。しかし、逆にCOPを強く意識させるような靴を販売していたこともあります。

バランスコントロールバー構造（特許第5278714号）という突起を、靴の裏につける

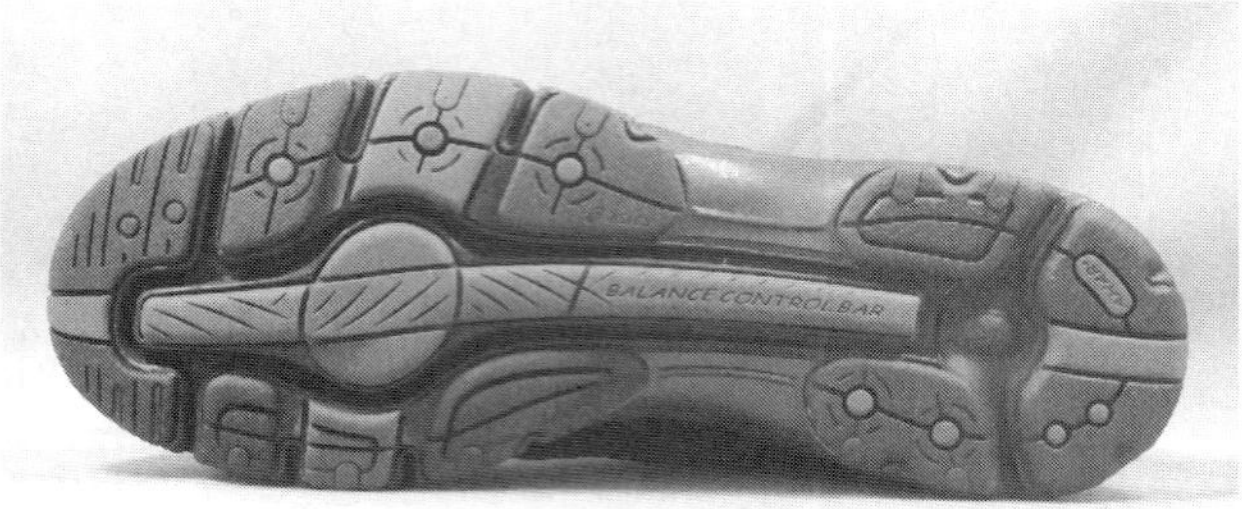

のです。COPをなぞっている点では同じなのですが、ガイダンスライン構造とは逆に盛り上がっていますから、このバーを足の裏で感じることができます。意識しながら、正しい重心移動を身につけよう、というのが狙いです。

歩行時に上手にバランスコントロールバーに乗れるようになると、つま先が外を向かず、骨盤も立ち、効率的な歩き方ができるようになります。アシックスのBCウォーカーやBCウォーカーシェイプという商品に搭載された機能です。

一般的なスポーツシューズとは逆に、靴底の前足部が厚く、かかとが薄い構造（特許第5324629号）になっています（写真上）。「よいしょっ」と乗り越えないと、前に進めない。しかも、母趾球の部分が盛り上がっていて、安定して立てません。履いているだけで、かなりのトレーニングになります。

ここまで「いかに効率よく前へ進むか」という話ばかりしてきましたが、トレーニング自体を目的にするならば、「いかに前へ進みにくくするか」という発想で靴作りする場合もありうるということです。

高齢者ほど靴選びには慎重であるべき

最後に、ライフウォーカーの構造についても説明しておきます。

私たちは80歳になってもゲルムージーの速い歩行タイプを履いて、できるだけ早い速度で歩いてほしいと願っています。しかし、加齢により、体力以外にも脳や目の機能なども衰えてきてしまうため、現実はそんなに甘くないと考えています。むしろ自力で歩けなくなる手前の一歩手前で踏みとどまることを優先課題にすべき人たちもいます。

そんな高齢者をサポートする機能を持たせたのがライフウォーカーで、このようなカテゴリーを私たちは「ヘルスサポートシューズ」とも呼んでいます。

速い歩行では上下方向の揺れが、遅い歩行では左右方向の揺れが大きくなりまです。つまり、歩行速度の遅い高齢者にとって、もっともケアすべき靴の機能は安定性です。

安定性についてはガイダンスライン構造に加え、「3点支持構造」をつけています。ガイダンスライン構造の場合、COPに当たる部分がたわむように設計して、力がそこへ集中するようにしました。それと同様、母趾球、小趾球、かかとの3ヵ所をたわませることで、力がそこへ集中するようにしてあるのです。

足には三つのアーチがあることを紹介しました。横アーチ、内側縦アーチ、外側縦アーチです。この三つのアーチの起点が、母趾球、小趾球、かかとなのです。つまり、この3点がたわんで力が集中するようにして、しっかりアーチを使えるようにサポートするわけです。

これは中敷きについても同様で、アーチをサポートするよう立体的な構造にしてあります。高齢者は若者に比べて、かかとが内側に倒れやすくなっています。そこで、中敷きの内側に硬い素材を使うことで、倒れ込みを防いでいます。

一般的に右足を出したときは身体重心が右に振られ、左足を出したときは身体重心が左に振られ、ということが起きる。筋力が衰えると、身体重心の左右への揺れを支えられず転びやすくなるので、それを避けようと、無意識のうちに右足と左足を離して立つようになる。だから歩隔が広がるわけです。

そこで靴の前足部外側部分を少し高くしてあげると、身体の外側に壁ができます。身体重心が左右に振られたとしてもこの壁を使って踏んばることができれば転びにくくなる、こういう工夫をするわけです。

また、高齢者は足を地面から離すとき、地面で引っかけてしまう人が多い。前脛骨《ぜんけいこつ》筋《きん》という、つま先を持ち上げる筋力が弱っているからです。そこで、つま先部分には滑りやすい樹脂パーツを使うなど、引っかかりにくくしています。こうしたひと工夫だけで、転倒リスクは断然、減ってくると考えています。

極端に言えば、若い人はどんな靴でも対応できてしまいます。筋力もバランス感覚もあるからです。仮に何かにつまずいたとしても、転倒せずに、自力で支えることができます。靴でサポートしてあげる必要性が小さいのです。

でも、高齢者の場合、靴選びを間違ってしまうと、転倒などのさまざまなリスクを抱えることになってしまいます。歳を重ねれば重ねるほど、靴選びには慎重でなければいけないのです。

第5章　「足の変形を靴で止める」

長期間の低負担か、短期間の高負担か

加齢とともに足がどう変形するかは、第1章で説明しました。足が変形する原因は加齢だけではありません。若くて元気なスポーツ選手の足も、大きく変形することがあります。偏平足のスポーツ選手も実は多いのです。

高齢者は長期間にわたって低い負担をかけ続けた人、スポーツ選手は短期間であっても高い負担をかけ続けている人と考えれば、両者で足の変形が目立つのは理解できます（窮屈なパンプスで外反母趾になる若い女性も、短期間に高い負担をかけ続けている人と考えることができます）。

アシックスではこれまで多くのスポーツ選手をサポートするなかで、どういうスポーツではどんな足の特徴になっていくのか、という知見を蓄積しています。こうした事例を紹介しながら、どこにどのような負荷がかかると、どう変形するのか、説明していきたいと思います。

まだ足が成長し続けている子供には、どんな靴を履かせるべきか。外反母趾やO脚の方などには、どのような靴が適しているのか。そんな話もしたいと思います。

前章では、「運動としてのウォーキング」をするために、どんな靴を選ぶべきか、という視点で考えました。この章で扱うのは、すでに足がかなり変形してしまった人は、どう靴を選べばいいのか、そもそも変形を防ぐためには、どう靴を選べばいいのか、といったテーマです。

私たちはフィットネスウォーキングを行う時間以外にも、多くの時間を歩行にあてています。ふだんの生活のなかで、どんなことに気をつけて歩いたらいいのか、というアドバイスをしたいと思います。

「足の一生」は三つの時期に分けられる

ここまで何度も繰り返してきたように、足が変形するおおもとの原因は、アーチが崩れてしまうことだと考えています。80歳になってもしっかりしたアーチをお持ちの方もいますが、そういう人はやっぱり足の変形も小さい傾向にあります。

歩くときの足にかかる負荷をやわらげ、前へ進むための推進力を生み出すのがアーチです。アーチが崩れると、地面からの力をやわらげることができず、足に大きな負荷がかかることになります。だから、過度な負担が足にかかって、本来あるべき形でない方向に変形するわけです。

実は、生まれたばかりの赤ちゃんには、アーチがありません。まだ歩けませんから、アーチも必要ないわけです。

3歳ぐらいからアーチができ始め、7歳頃に大人のような形になりますが、足の軟骨が完全に骨化（発生過程において骨組織が作られること）されるのは18歳になる頃です。

アーチに注目すると、「足の一生」は、三つの時期に分けられます。まずは18歳頃までのアーチが完成してくる時期。次は20～40代のしっかりしたアーチを維持できる時期。そして50歳以降のアーチが崩れていく時期です。

20～50歳では足の変形も大きくないし、歩き方もほとんど変化しないというのは、やはりアーチがしっかりしているからなのだと思います。

アーチが形成される時期については、まだ解説していませんから、まずはその話をしたいと思います。

ベビーシューズはブーツタイプで

乳児の足

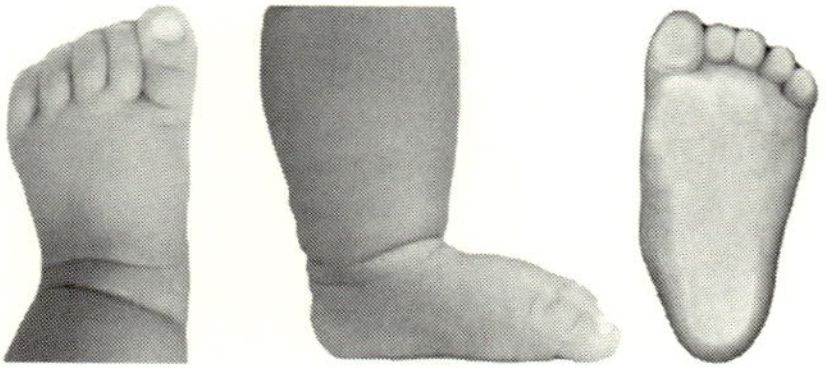

左から1歳、2歳、3歳の足

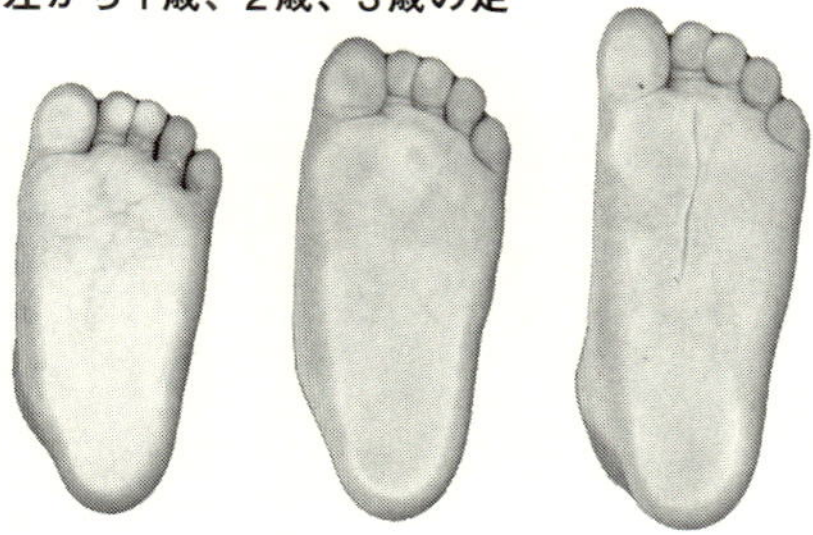

0～1歳の乳児の時期は、歩き始めるための準備期間になります。乳児は、ハイハイやつかまり立ちなどを通じて運動を習得していきますが、まだアーチはありません（写真上3点）。この頃の足は、まだ骨格の配列ができているだけで、柔らかい軟骨の状態。徐々にカルシウムが蓄積されて骨になっていくのですが、骨化が終了するのは18歳頃です。

1～3歳は、立ち上がってよちよち歩きをする時期。2歳ぐらいまでは、かかとで着地し、前足部に体重を移動し、という歩き方をしません。足裏の全体で着地して、ペタペタと歩く。だから、まだアーチはありません（写真下3点）。

ここまで「あおり運動」について何度か説明してきました。あ

左から3歳、4歳、5歳、6歳、7歳の足。土踏まずができる

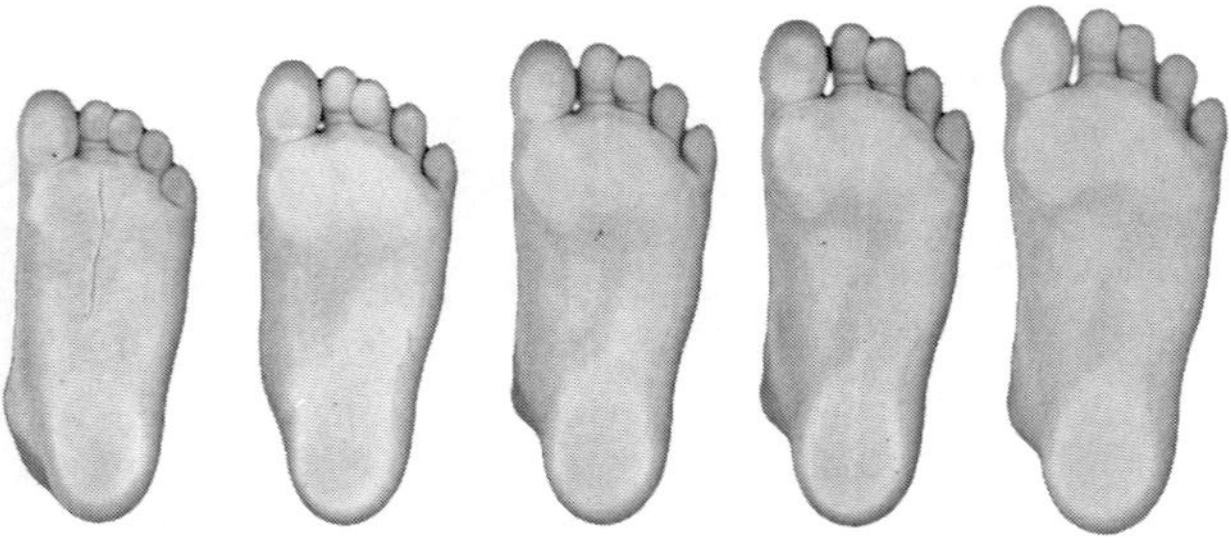

おり運動と、アーチの形成（土踏まずの形成）には密接な関係があるのだと思います。逆に言えば、大人でもペタペタ歩きをして、土踏まずの筋肉をあまり使わない人は、アーチが崩れるリスクを抱えていると考えられるのです。

1歳を過ぎて、何にもつかまらずに10歩くらい歩けるようになる頃には外に出て、靴を履いて歩くようになります。この時期の靴選びで気をつけていただきたいのは、かかとの部分をしっかりサポートして、なおかつ足首まで覆うような、ブーツタイプの靴を履かせてほしいということです。骨も関節も柔らかい状態なので、足首全体をホールドする必要があるのです。

親の感覚からすると、ブーツタイプの靴は履かせにくい。面倒だからと履かせやすいローカットの靴を選びがちなのですが、正しい骨格の成長を促すために

は、良くないのです。アシックスでも3歳までのベビーシューズはミドルカットを多く用意しています。

3〜7歳は、かかとで着地し、前足部へ体重移動し、つま先から抜けていくという、大人と同じ歩き方を習得する時期です。あおり運動をマスターし、ここでようやくアーチが発達し始め、土踏まずができてきます。

赤ちゃんの足の裏は厚い脂肪に覆われていますが、この脂肪が徐々に薄くなっていきます。一方、骨格の形成も進みます。そうして土踏まずが現れるのです。

面白いのは、2歳ぐらいから土踏まずが見えてくる子もいれば、4歳ぐらいにならないと見えてこない子もいることです。こんな小さな時期から個人差があるのだと、子供の足の計測会を行うたびに驚かされます。

一般的に、生まれたばかりの赤ちゃんの足はO脚です。これが1歳までに直脚になります。よちよちと歩く3歳までに、かかとが内側へ傾いてX脚になる。7歳までかかとの内側への傾きは続くのですが、足は直脚に戻ります。7歳以降、かかとはまっすぐに（正確には内側へ2度ほど傾いている）なっていき、それぞれタイプの異なる脚の形になります。

7歳　アーチの基本形完成

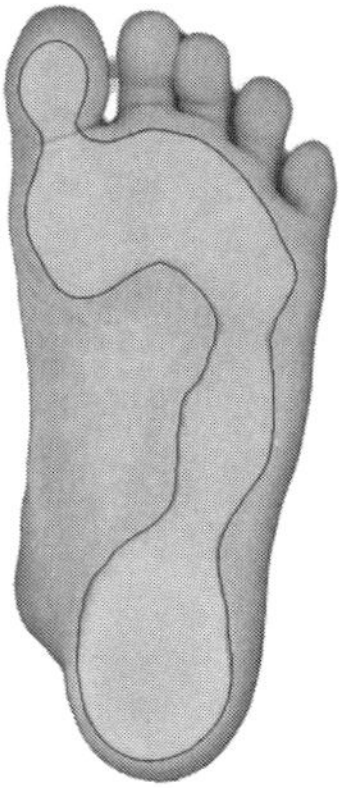

大人になるとO脚だったり、直脚だったり、X脚だったりしますが、そうした個人差は7歳以降に現れます。

大人の足より変形しやすい

7歳ぐらいになると、アーチの基本的な形はほぼ完成します。これにも個人差があって、やはり外でよく遊んでいる子のほうが、アーチはできやすく、家でじっとしているのが好きな子は、アーチが形成されにくいのです。小学校に入るまでの時期に、外で駆け回ったりする経験がいかに重要かがわかります。

とはいえ、骨格としてはまだまだ未熟な状態です。その後もしっかりアーチが育っていくよう、靴選びに気をつける必要があります。

幼少期は足が急激に大きくなっていきます。2歳ぐらいまでは、1年で2~3センチも足長が大きくなります。その後、1年に0・8センチという成長ペースが続きます。半年に1回は靴を買い替えたほうがいいのです。

どうせすぐ足が大きくなるのだからと、大きめの靴を履かせてしまう親御様は多いですが、それは避けてください。靴の中で足が動くと、さまざまなトラブルが出てきます。ピッタリ合う靴を半年ごとに買い替えるのがベストなのです。

このため、アシックスでは業界に先駆けて、１９９０年代から０・５センチ刻みの子供靴を販売しています。それまでの子供靴は１センチ刻みが常識でしたから、小売店さんには嫌がられましたが、いまでは０・５センチ刻みが業界の常識になりました。

実際、元気よく動き回る小学生の靴は、半年もたてば破れたり、ボロボロになったりします。買い替えざるをえない状況になりますが、それでも辛抱して窮屈な靴を履かせ続けていると、子供のうちから足の変形が進んでしまいます。

足のバランスを大人と比べると、子供の足は幅が広く、指の部分が扇形に広がっている特徴があります。そのうえ骨格が華奢で、土踏まずが発達しきっていません。窮屈な靴を履いたとき、大人よりも変形しやすいのです。

ＭＰ関節の位置をピッタリ合わせる

子供の足形の計測会を行うと、偏平足だったり、外反母趾や内反小趾だったりする小学生が少なくないことに、驚かされます。浮き指の子も多く見かけます。足の変形した子様が昔より増えている印象があります。

そういうお子様は、片足立ちで長く静止していられません。足の指はセンサーの役割を果たしていて、足裏のどこに力がかかっているか、身体重心がどちら側へ傾いているかといったことを、無意識のうちに感知しています。足の指が使えない子は、バランス感覚がうまく使えなくなってしまうのです。

埼玉県の小学校が「はだし教育」をしている話をご紹介しましたが、非常に意味深い取り組みだと思います。足の指を使う感覚を覚えることは、アーチの形成にも大いに役立つと考えています。

女子児童の場合、早ければ9～10歳で初潮を迎えますが、この時期に第1趾側角度が大きくなることが知られています。そんな大切な時期に窮屈な靴を履かせていると、外反母趾になるリスクが高くなります。

このため、足が日々成長している子供時代は、特に指先に余裕のある靴を履かせることが大切なのです。

もちろん、指先に余裕があればそれでいいというものではなく、靴の曲がる位置が、ＭＰ関節の場所とピッタリ合っていないといけません。親指のつけ根で蹴り出す動きを習得する時期だけに、曲がりやすい靴が必要なのです。

ＭＰ関節は重要ですが、靴屋さんで「あなたのＭＰ関節の位置は」なんて会話をした経験をお持ちの方はいないはずです。その理由は、ＭＰ関節というのは、つま先から見て、足長の３割ぐらいの位置にあり、足長さえ聞けば、ＭＰ関節の場所もだいたい推定できるためです。靴メーカーも、足長に応じて靴を曲げる場所を決めています。

しかし、それは大人になってからの話です。子供の頃はまだアーチを形成している最中ですから、アーチが持ち上がるとともに、足の指とかかとの距離が短くなります。ＭＰ関節は徐々にかかと寄りに位置するようになります。また、アーチ形成には個人差もあるので、足長の３割の位置にあると言えないのです。

だから、子供の靴を選ぶ場合は、足の曲がるＭＰ関節の位置と、靴の曲がる位置が合っているかどうかを、大人より念入りにチェックする必要があるのです。

子供にはひもと面ファスナーの併用で

つま先に余裕を持たせても、靴全体のホールド感は重要です。

足が成長するとき、まずは長さ方向から大きくなり、その後、幅が太くなります。身長が大きく伸びる小学校高学年から中学生ぐらいの時期に、足長はもっとも急激に長くなります。

つまり、この時期、人生の中でもっとも細長く、甲が低い足になります。ただでさえ日本人の甲は低い特徴があるのに、さらに低くなっているわけで、靴の中で足が動かないよう、しっかり締めて履くことが重要になります。

足の形に沿わせて微調整できるという意味では、やっぱりひも靴がベストです。面倒くさがらず、ひも靴を選んでほしいと思います。

面ファスナー2〜3本の子供靴

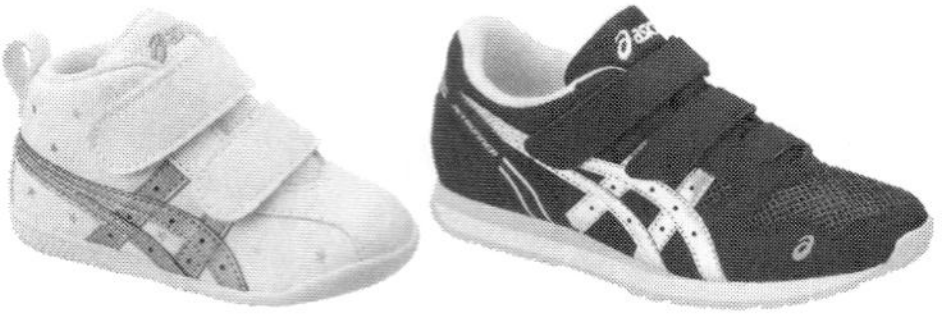

面ファスナーとひもの併用

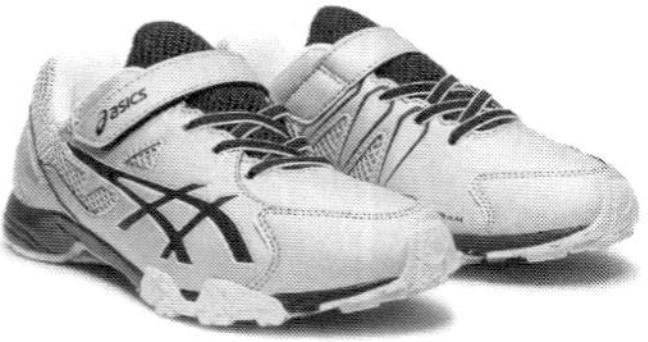

2段ハトメ

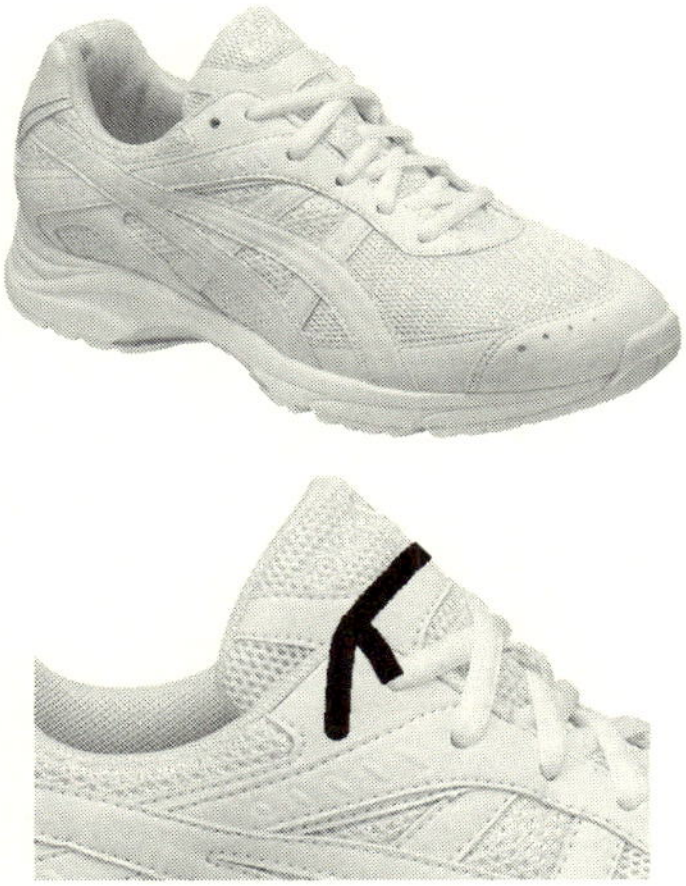

ただし、ひもは正しく結ばないとゆるんでくる可能性があるので、成長期の子供のように甲が低い場合は、右ページの写真のように面ファスナーも併用するほうが良いのです。足の形に合わせてひもで調整しておいて、最後に面ファスナーでギュッと固定します。

ひもで自分の足に合う形を作っておいて、脱ぎ履きは面ファスナーで調整するというのは、高齢者向けの靴でも多いパターンです。

なお、面ファスナーだけの子供靴もあります。こうしたタイプの靴は、かつては面ファスナー１本でとめるのが主流でした。でも、いまはホールド感を重視して、面ファスナーを２〜３本使うのが主流になってきています。面ファスナーが３本あれば、ＭＰ関節の部分、甲の部分、足首の部分を、しっかりサポートすることができます。

余談になりますが、アシックスのスポーツシューズには、足首のかなり上のほうに、ひもを通す穴（ハトメ）がついているものがあります。「こんなところで結んだら足首が苦しい」と、その穴だけ使わない人も多い。

実は、この穴は輪っかを作るためのものなのです。「2段ハトメ」と呼ばれる技術で、1番上の穴と2番目の穴で輪っかを作り、そこにひもを通すことで、より履き口が締まりやすくなります（前ページ参照）。

ひも靴と面ファスナーの組み合わせにせよ、2段ハトメにせよ、いかにして足にフィットした状態を保つか、という工夫なのです。つま先に余裕がありつつ、かかとや土踏まずの部分はピッタリと足の形に沿う。そんな状態を少しでも長くキープするために生まれた知恵です。

高校球児の横アーチは崩れている

戦前、日本の徴兵検査では、偏平足の人は甲種合格になりませんでした。運動機能に問題があると考えられていたためです。

しかし、最近では、そういう考え方は否定されています。陸上競技の世界記録保持者には偏平足の人が多く見られます。オリンピックの女子マラソン選手でも、外反母趾の方がいらっしゃいます。偏平足や外反母趾だからといって、運動能力が低いわけではありません。

日本人メジャーリーガーの一人も偏平足です。しかし、骨格を調べると、アーチは少し崩れている程度でした。つま先でしっかり蹴ることを意識して、前足部に体重をかける練習を繰り返した結果、足の裏の筋肉がものすごく発達し、偏平足になったのだと思います。見た目には偏平足でも、アーチは本来の役割をしっかり果たしているわけです。

アーチは骨格の問題ですから、土踏まずがないことと分けて考えないといけません。偏平足であってもアーチが崩れていなければ、運動パフォーマンスには大きく影響しないと考えています。

とはいえ、私たちのこれまでの経験で言えば、見た目に偏平足である選手は、アーチも崩れていることが大半です。

これはプロアスリートになるような人は、アーチが形成される成長期から、激しい練習を繰り返してきたことにも原因があると思います。

少し前の話ですが、高校球児の足を計測したことがあります。幅の太い靴を好む選手が多いので、幅広甲高なのだろうと先入観を持っていたのですが、足囲を測ってみると、太い人はそんなに多くありませんでした。むしろ偏平ぎみで、薄い足が多く見られました。要は、横アーチが潰れている選手が多かったのです。だから、窮屈に感じて、幅の広いサイズを選んでいました。

現在の野球選手は、プロアマ問わずクッション性の高い靴底が樹脂製のスパイクを履きます。こうした靴にはアーチサポートもついています。ところが、昔の中高生やプロ野球選手は革靴が主流でした。クッション性が低いので、足への負荷が伝わりやすくなっていました。

しかも、革靴は値段が高いので、いくら足が急激に大きくなる時期だといっても、中高生やその親御様にとってはそうそう頻繁には買い替えられませんでした。少し大きめのものを買う結果、靴の中で足が動いていたのだと思われます。

甲子園で活躍したり、のちにプロ野球選手になったりする高校生は、当然ながら、スパイクの歯が金属金具に切り替わる中学生のときから、ずっと同じ行動をとっていたと考えられます。少し大きめの革靴を履いて、足に負担をかけ続けてきていた。それが蓄積して、高校生にして横アーチが潰れてしまったのでしょう。

スパイク付きの靴はギュッと止まりやすいにもかかわらず、少し大きめの靴を履いて、足が動いている状態だと、怪我をしたり、靴が脱げてしまったりするリスクが高くなります。最近では、軽さや足への負担の小ささから、高校球児にもプロ野球選手と同様、樹脂製のスパイクを選択できるようになりました。

身体が形成される成長期に間違った靴を選んでしまうと、その影響は大人の比ではありません。競技特性が足に大きく出てくるのです。

アーチが崩れてもまっすぐ歩ける

競技特性によって足の変形がどう違うか、もう少しご紹介しておきましょう。

陸上選手に焦点を当てると、短距離選手より長距離選手のほうが土踏まずは低い傾向にあります。長時間、足への負荷をかけ続ける結果、それだけ内側縦アーチが潰れるのだと思います。

さまざまなレベルの短距離選手と、一般人の足形を比較したことがあります。一般人、県大会出場者、全国大会出場者と競技レベルが上がるほど、足の幅が細く、アーチが低くなることが一目瞭然でした。

長距離選手の足の幅が細いのは、身体も細身で、体脂肪率が低いからと考えられます。一方、アーチが低いということは、一般人より偏平足ぎみの人が多いことを意味しています。

ただ、さすがアスリートです。一般人の場合、アーチが崩れると歩き方にゆがみが出てくるものですが、陸上選手はまっすぐ歩いたり走ったりすることに長《た》けている。一般的には、かかとが内側に倒れつつ、偏平足になる人が多いと書きました。いわゆる外反偏平足です。しかし、陸上選手の場合、かかとの外反角度が小さくなり、偏平足になる人が多いのです。外反していない偏平です。

外反偏平足の場合、親指に負担がかかって外反母趾になったり、足首を守ろうとして不自然な歩き方になったりします。でも、外反していない偏平の場合、かかとの傾きが小さくなるので、よりまっすぐ地面を蹴ることができます。つまり、外反していない偏平足では、より効率よく走ったり歩いたりできると言えます。このため陸上のトップアスリートの足形は、このタイプが多いと考えられます。

ラグビー選手の足幅がもっとも太い

スポーツによる足の変形は、前後方向に力をかけることが多いのか、左右方向に力をかけることが多いのかで違ってきます。陸上競技は直線的に走ることが多いので、スマートな足の人が多いです。一方、サッカーのように横動作の多いスポーツでは、足幅が広がってきます。

サッカー選手は、両足のあいだにボールを抱え込むような動きをしたり、サイドキックを多用したりするからでしょうか、強いO脚傾向の人が多いです（図42）。一般の高校生の足と、サッカー部の高校生の足を比較したことがありますが、この傾向は顕著でした。

O脚だと体重は外側へかかるので、足幅が広がるといっても外側へ張り出していく。カーブ足の人が多いのです。

足囲サイズを見ても、サッカー部の生徒のほうが幅広なことがわかります（図43）。激しい運動を繰り返せば、まだ10代の高校生でも、これだけ足は変形していくわけです。

ラグビー選手は、サッカー選手より、さらに足幅の広い人が多いです。選ばれる靴

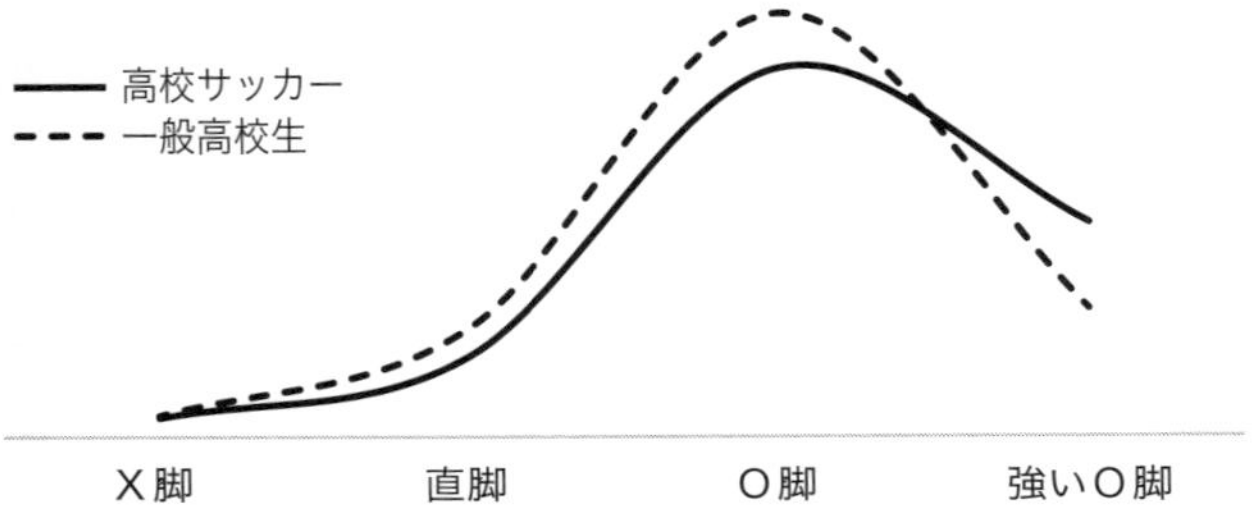

図42　サッカー選手はO脚が多い

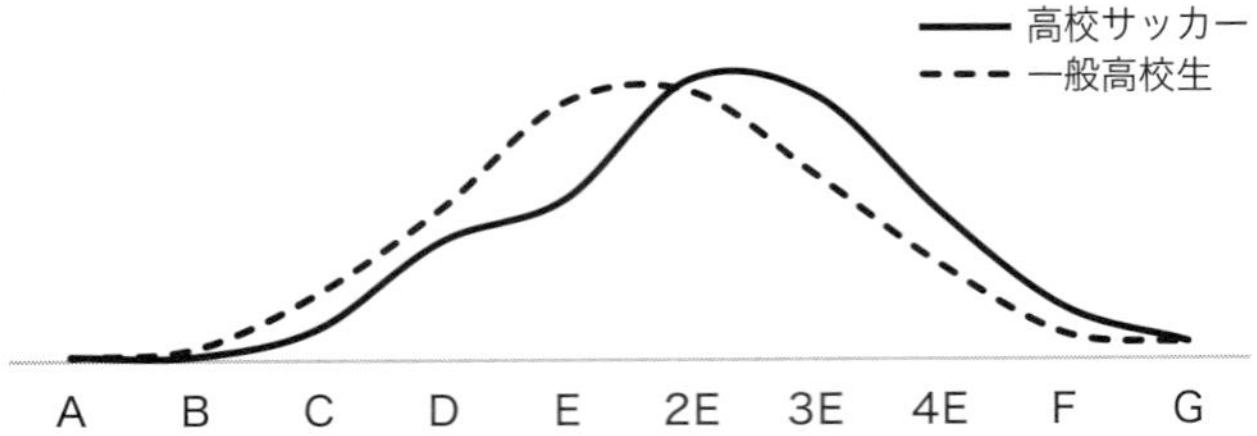

図43　サッカー部は幅広の靴

もワイドタイプがメインになってきます。スクラムを組んで前に押し出すような動きをするため、前足部に大きな負担がかかるのだと思われます。このため、横アーチが潰れやすくなります。

面白いのは垂直にジャンプする系統のスポーツです。バスケットボールは、ほぼサッカーと同じような変形をします。外側へ広がり、カーブ足になる。細かくサイドステップを踏むことが多いからでしょう。ただ、サッカーよりもジャンプするシーンが多いので、ハイカットの靴にして、足首だけ保護しています。

一方、バレーボールは、バスケットボールやサッカーほど変形しません。むしろ陸上選手に近いようなスマートな足形です。コート内を走り回るような動きをしないからだと思います。また、回転レシーブのような床に転がる動きがあるので、ハイカットの靴は嫌がられます。ローカットやミドルカットが主流になります。

ジャンプしたとき、バスケットボールは足の裏全体で着地することが多いです。しかし、バレーボールでは、前足部で着地することも多い。そのぶん母趾や母趾球に負担がかかるのです。そこでアーチを持ち上げて圧力を足全体で負担できるようなモデルを提供しています。

このように、各スポーツではアスリートの足形に特徴がみられます。このため、サッカーシューズ用のラスト（靴型）とテニスシューズ用のラストは違いますし、バレーボールシューズ用のラストとラグビーシューズ用のラストも違います。スポーツシューズメーカーというのは、競技特性に合わせて、ラストの基本設計からすべて変えているのです。

左右の非対称を避けるために

ここまで、各スポーツにおける足の変形の特徴を紹介しました。この特徴は、トップアスリートだけでなく、一般の方の足形の変形を見ても、同じ傾向が見てとれます。

ウォーキングしている人とランニングしている人を比べた場合、やはり後者のほうが土踏まずは潰れている傾向があります。ランニングの場合、体重の2〜3倍もの力を地面から受けるのですから、そのぶんアーチに負担がかかります。

足への負担が少ないという意味で、ウォーキングは理想的な運動だと思います。さらに言うなら、スポーツによっては身体の左右差が広がる可能性が高いです。つねに左足で踏ん張って、右足でボールを蹴る。あるいは、つねに左足で踏ん張って、右手でボールを投げる。左右非対称の運動を続けることで、左右非対称な体つきになってきます。一般人でも、競技志向の強い人や姿勢の悪い人ほど左右差が大きくなる傾向になります。

すでに述べたように、歳を重ねれば重ねるほど、足形や歩き方の左右差は大きくなります。左右非対称な動きを続けると、それを助長することになりかねません。そもそも左足のアーチのほうが潰れやすい傾向にあるのですから、それも助長されるでしょう。

体の左右バランスが崩れれば、健康に影響がないはずがありません。そういう意味で、水泳やウォーキングなど左右対称な運動のほうが、健康のためには良いと言えます。

足が前に滑っていかないように

ただし、やはり大切なのは、正しい靴選びをすること。特に年配の方は、足長にピッタリ合わせるのが正しいと思い込んでおられる方が多いのです。つま先に1センチほど隙間があるのがベストなので、靴のフィッティングでそうしたサイズをおすすめすると、「指先に隙間があって、大きすぎる」と嫌がられます。

子供の靴選びで見たように、大切なのは、指を動かせる余裕なのです。だから、私たちが靴を作るときも、「捨て寸」と言って、わざわざつま先部分に空間ができるよう設計しています。

歳を重ねるほど足形が変形してくるのですから、かつてより余裕のある靴を選ぶべきなのです。足幅が広がるとともに、靴を窮屈に感じて、3Eや4Eといった幅広タイプを選ばれる高齢者の方は多いです。にもかかわらず、意外とつま先が見落とされているのです。歳を重ねると、ハーフサイズ長い靴を選ぶことも大切だと思います。若い頃に履いていたような、つま先が狭くなったスタイリッシュな靴は避けたほうが良いと思います。

年齢に関係なく、つま先の部分には余裕を持たせ、かかとや土踏まずの部分でしっかり支えるような靴を選ぶことが大切なのです。

靴にはカウンターといって、かかとを安定させるための硬い芯材が入っているものがあります。かかとをしっかり拘束して、アーチを支えてあげる構造になっています。かかとを拘束すれば、足が靴の中で前へ滑っていかないので、前足部の負担を減らせます。

女性に目を向けると、つま先が窮屈で、かかとが脱げかかっているようなパンプスを履いている方が少なくありません。特に若い女性がそうなのです。かかとを拘束してつま先に余裕を持たせることに対して、真逆の選択をしています。これでは足の変形リスクが高くなります。

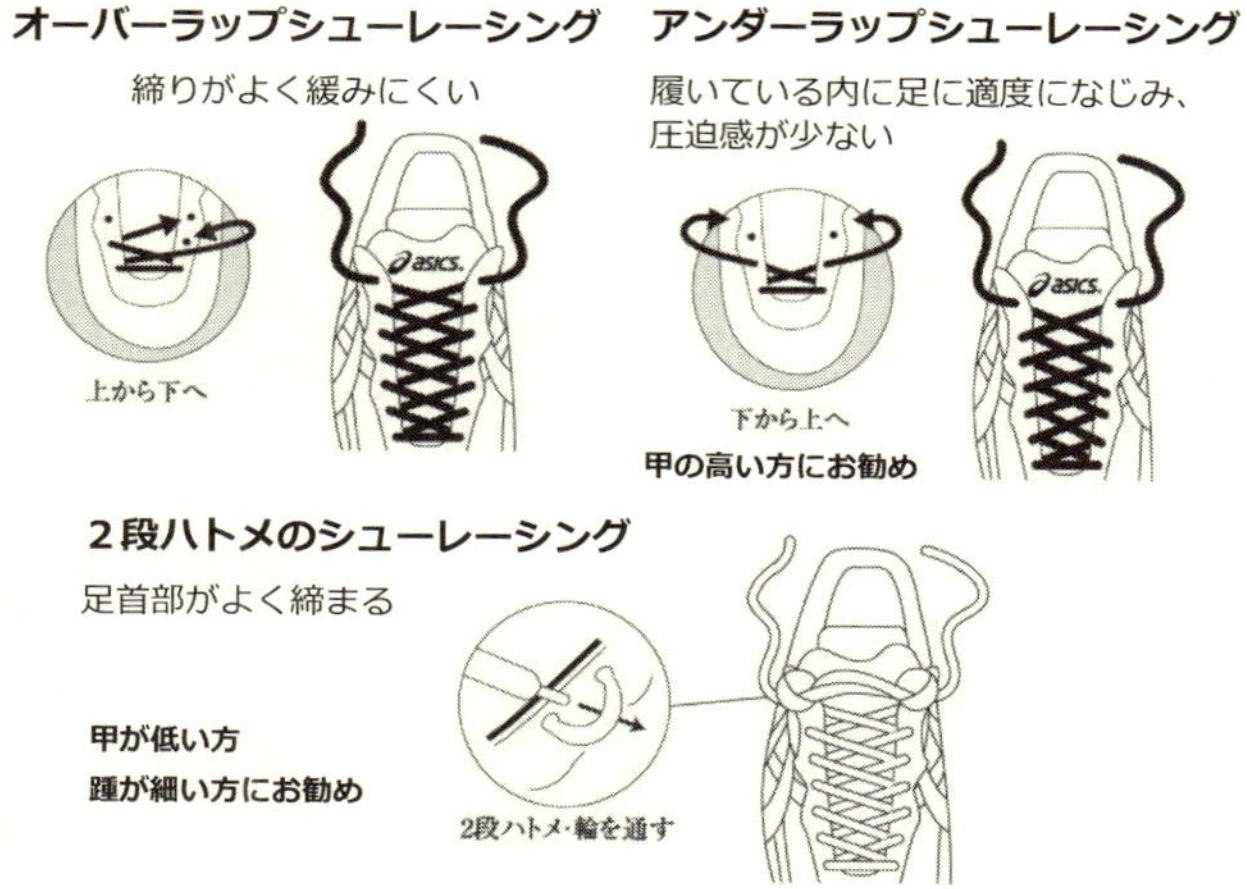
オーバーラップシューレーシング
締りがよく緩みにくい
上から下へ
アンダーラップシューレーシング
履いている内に足に適度になじみ、
圧迫感が少ない
下から上へ
甲の高い方にお勧め
2段ハトメのシューレーシング
足首部がよく締まる
甲が低い方
踵が細い方にお勧め
2段ハトメ・輪を通す

図44　靴ひも（シューレース）の締め方

あるいは、ひざや足首が痛いとおっしゃる高齢者の足元を見ると、だいたいアッパーや靴底が柔らかい靴を履いています。履くのが楽だし、いろんな方向に曲がるので履き心地がいいのでしょうが、これでは足に負担がかかってしまいます。逆にカウンターのしっかりした靴を選ぶべきなのです。

かつての靴は、靴の中で足が動かないように、前足部で締めつけることが多かったです。現在は、前足部に余裕を持たせつつ、土踏まずのあたりや、足首やかかとのあたりでフィットさせるのが常識になっています。

靴ひもにしても、単に締めつけるだ

けではなく、「いかにして足の形に沿わせるか」を考えるようになりました。ひもで締める部分に角度をつけたり、足にフィットさせやすい配列を考えたり、さまざまな工夫がなされています。

女性用の靴と男性用の靴

女性用の靴と男性用の靴の違いについても説明しておきましょう。

ここまで、女性のほうが骨格は華奢だから、足形も変形しやすいと書いてきました。女性の足は、男性の足をただ小さくしたものではなく、まったく違うものだと考えたほうがいいのです。このため、同じ種類の靴で男性用と女性用を作るケースでは、それぞれの足形に合った設計をしています。次に詳細に説明します。

同じ足長に換算した足囲を比べると、女性は男性より9ミリほど細いです。足高を見ると6ミリも低い。男性に比べて、甲が薄いのです。だから、甲の部分がフィットするよう、男性より低めに設計する必要があります。

女性はくるぶしも低い位置にあります。男性用と同じバランスで靴を設計すると、くるぶしが靴に当たって痛いのです。このため、履き口の部分も、男性用よりも少し低めに設計してあります。

かかとの幅も女性のほうが狭く、かかとが靴の中で動きやすいのです。しっかりかかとを支えられるよう、後足部のフィット感に気を配る必要があります。

土踏まずも低いので、競技用スポーツシューズで女性用を設計するときは、特にアーチサポートの部分を強化しています。

男性と女性では、歩行時のCOP軌跡が違うという説明をしました。男性に比べると、少し足の外側を通っていきます。このため、ガイダンスライン構造を入れるときも、男性と女性では異なる設計を施しています。

日本人は欧米人に比べてアーチの剛性が低く、足形も変形しやすいと述べました。女性となると、さらにそれが顕著だと言えます。このため、日本人女性に向けた靴を作るときには、こんなにさまざまな条件を考慮に入れながら設計しているのです。

靴は昼間に買う

では、靴はどう選べばいいのか？　まずは足長と足囲を見ます。このとき足長にピッタリ合わせるのではなく、指がしっかり伸びるかどうかをチェックしてください。つま先に1センチほど隙間が残るのがベストです。

いくら長めの靴を選んだとしても、靴の中で足が前へ滑ってしまっては意味がありません。前へ滑っていかないよう、かかとやアーチが問題なくサポートされる靴を選びます。甲が極端に薄い人は、必ずひも靴を選んでください。

両足で立っているときには、少し足と靴に隙間があり、片足で立つと足にピッタリとフィットし、土踏まずの形に沿って、しっかりとサポートされている。それが理想のフィット感です。

足長と足囲を確認したあとは、アーチの高さやかかとの角度に加え、偏平足かどうか、親指は外反していないか、といった細かい点も調べる必要があります。偏平足の人はアーチサポートのある靴、アーチの高い人は一般的に足の衝撃緩衝機能が低いので、クッション性の高い靴を選んだほうがいい。

靴のデザインを考えるのは、その次の話になります。

ちなみに、「靴は夕方に買え」とよく言われます。夕方は足がむくんで大きくなる傾向にあります。このため、夕方に靴を買ったほうが、足の変形を抑えられると考えられています。

必ずしもそうとは言えないのです。たしかに夕方になると足の幅が5ミリほど増える人がいます。5ミリとなると、もう2Eではなく3Eに変えたほうがいいぐらいの変化です。

しかし、全員がそうなるわけではなく、デスクワークなど、足の筋肉を使わない仕事をしている人に多く見られる現象で、外回りの営業をされているような方は、どんなに足を酷使していても、血液循環がいいため、むくまないのです。やはり「運動しているかどうか」が、ここでもポイントになるわけです。

生活スタイルによって変わってくるため、一概に「こうだ」と言えないのですが、極端にむくみが出る人を除外すれば、朝と夕方の中間をとって、昼に買うぐらいが良いのではないでしょうか。

3タイプそれぞれの靴選び

第1章で足の形には3タイプあると書きました。親指がもっとも長い「オブリーク」タイプ。人差し指がもっとも長い「ラウンド」タイプ。指の長さにあまり差がない「スクエア」タイプです。

もちろん、それぞれの方に適した靴があります。

オブリークの方は、かかとが内側へ倒れて偏平足になる可能性があるので、外反母趾のリスクを避けるためにも、アーチサポートのある靴がおすすめです。土踏まずの部分を少し高くして、内側縦アーチをサポートしてあげます。

ラウンドの方もまったく同様で、かかとが内側へ倒れる可能性があるので、アーチサポートが不可欠です。

ラウンドの方は、指の長い人が多いので、ハンマートウを避けるために足長に気をつける必要があります。足幅が狭い傾向があるので、スマートな細い靴でも履けてしまうのですが、しっかり後足部を拘束しないと、靴の中で足が滑って、それだけつま先に負担がかかってしまいます。

スクエアの方だけは特殊で、かかとの外反角度が小さくなる傾向にあります。体重が外側にかかって、小指に負担がかかってきますので、その部分に余裕がある靴を選ぶべきですし、前足部のクッション性も必要です。

スクエアの人はアーチが高いと述べました。内側縦アーチを支える筋肉とアキレス腱はつながっているので、こういう人はアキレス腱が張りやすい。足首が硬くなって、柔軟性を失う傾向があるのです。このため、着地時の衝撃を逃がすことができず、まともに受けてしまいます。

さらに言えば、アーチが高いと土踏まずも高くなって接地面が減るので、圧力がかかとと前足部に集中してしまいます。このため、「かかとが痛い」と訴えるスクエアの方が多くいらっしゃいます。かかとや足首の部分、前足部にクッション性がある靴を選ぶほうがいいと思います。

スクエアの人はつま先の部分が広いので、ラウンドの方のようにつま先の狭まった靴を履くことが困難になります。窮屈に感じてしまうからです。このため、ラウンドとは逆に、大きすぎる靴を選んでしまう傾向があります。

いくらつま先に余裕があっても、やはり大きすぎる靴は危険です。スクエアの人はかかとの外反角度が小さくなるわけですから、変形するとしたらカーブ足になりやすいです。そのため、足の変形のために窮屈に感じる場合、カーブ足に対応して設計されている靴を選ぶことをおすすめします。

ちなみに、日本人の6割はオブリークなので、アシックスのスポーツシューズでは、親指が当たる部分を少しだけ長めに設計しています。

タコやウオノメで足切断

最後に、極端に足が変形してしまった人の問題を扱いましょう。

足の病気は、よく「足病《そくびょう》」と呼ばれています。外反母趾や内反小趾などの足部変形障害も、典型的な足病の一つです。

日本フットケア学会によると、糖尿病や足の変形などが原因で足病を発症する60歳以上の人が700万人もいます。そのうち重症化して足の切断に至る人が、なんと年間1万人もいます。社会の高齢化とともに、患者はどんどん増えてきています。

つま先が壊死《えし》して切断する人や、足全体が壊死して足首から切断する人もいます。そうなると歩けなくなり、1年以内の死亡率が急上昇します。なんとしても重症化を食い止める必要があります。

そこで私たちは、日本初の「足の総合病院」である東京都世田谷区の下北沢病院と、2016年から共同研究を行っています。私たちのような靴メーカーだけでなく、外科医、内科医、整形外科医、形成外科医、皮膚科医、麻酔科医などがタッグを組んでいます。もちろん、糖尿病の専門家も入っています。

足の切断に至るほど重症化してしまう理由の一つは、意外なことに、足の裏にできるタコやウオノメです。

足の皮膚に圧迫や摩擦が繰り返されると、皮膚が硬く厚くなってしまう。これがタコです。

ウオノメもタコに似たメカニズムで発生しますが、タコが外側に向かって厚くなるのに対し、ウオノメは内側に向かって円錐状に入り込む。真ん中に硬い芯ができて痛むのが特徴です（図45）。

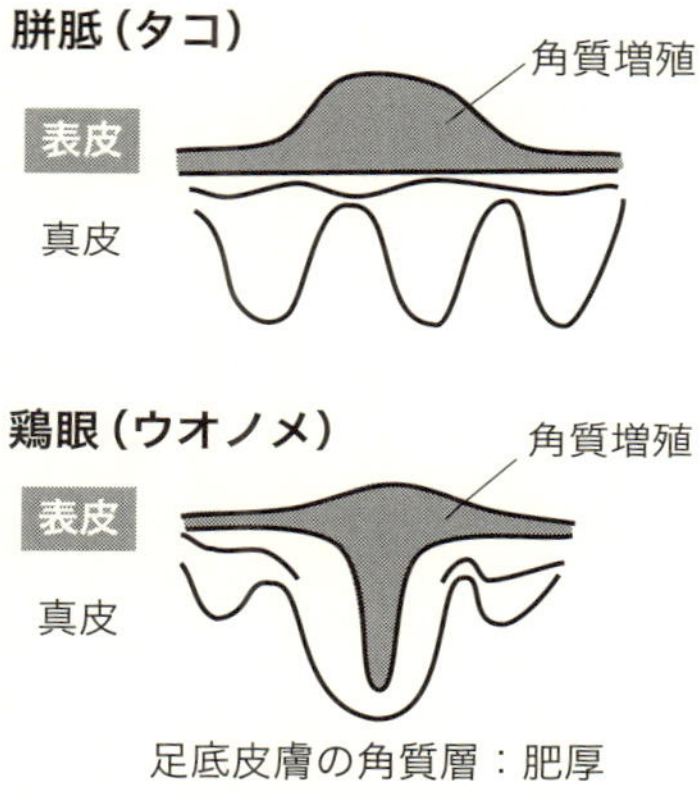

図45　タコとウオノメ

外反母趾や偏平足の人は、タコやウオノメができやすい。圧力が足全体へ均等にかからず、一部だけに集中するタイプの足形だからです。皮膚の一部分ばかり刺激されて、その部分にタコやウオノメができるわけです。

特に糖尿病の人などは、神経系の感覚が鈍ってしまう合併症も併発しやすいので、足に潰瘍《かいよう》ができても気づかないことが多いのです。

なぜ人差し指のつけ根にタコができるのか

そこで、まず私たちは、下北沢病院の外来患者175名を対象に、足のどの部分にタコやウオノメができているかを調べてみました（表1）。

調査の結果、MP関節の、人差し指のつけ根あたり（第2中足骨骨頭《ちゅうそくこつこっとう》）がもっとも多いことがわかりました。第2中足骨骨頭が全体に占める割合は33パーセントで、次に多い中指のつけ根あたり（第3中足骨骨頭）の3倍もありました。

では、誰しも第2中足骨骨頭にタコやウオノメができやすいのか？　下北沢病院の外来患者93名186足を対象にそこを調べてみると、外反母趾の人は、そうでない人に比べて2・18倍もできやすいことがわかりました。偏平足の人も、そうでない人に比べて2・68倍もできやすくなっていました。

つまり、第2中足骨骨頭にできるタコやウオノメは、外反母趾や偏平足の人に特に起きやすい足のトラブルだということが見えてきたわけです（表2）。

タコやウオノメができるということは、その部分に圧力がかかり、皮膚が刺激され

表1　タコとウオノメの発生位置

足部のタコとウオノメの発生部位（下北沢病院外来患者：175名）

N=175		人数	%
足趾部	足底母趾内側	28	16%
	足底2趾	3	2%
	足底3趾	2	1%
	足背2趾〜5趾	1	1%
MP関節部	足底第1内側	14	8%
	足底第2	58	33%
	足底第3	20	11%
	足底第4	6	3%
	足底第5	15	9%
その他	第5中足骨側面	1	1%
	正座胼胝	1	1%
	かかと	1	1%

表2　外反母趾と偏平足によるタコやウオノメ発生割合

タコの有無と外反母趾群のクロス表

		外反母趾群	対象群	合計
胼胝	有	41	31	72
	無	43	71	114
合計		84	102	186

タコの有無と偏平足群のクロス表

		偏平足有群	対象群	合計
胼胝	有	16	56	72
	無	11	103	114
合計		27	159	186

ているということです。では、なぜ外反母趾や偏平足では、第2中足骨骨頭に圧力がかかるのかを考えました。

長腓骨筋《ちょうひこつきん》という筋肉があります。足の外側からグルッと回り込んで、親指の内転を抑え、横アーチを保持する役割を担っています。

通常、この筋肉が収縮すると、上に引っ張られて、親指のあたりには下向きの力が生じます。このメカニズムのおかげで、親指で地面に力を伝えられるのです。

ところが、かかとが内側へ倒れ、偏平足になってしまうと、足の骨が地面と平行になり、長腓骨筋を動かしても、親指のところに下向きの力が生まれない。親指を引き下げる力が働かなくなってしまうのです。親指が浮いた状態になります。

つまり、足にかかる負荷をみんなで分担しようというときに、親指が力を貸してくれない。知らないふりをしています。その結果、人差し指の根っこのあたりに力が集中していたわけです。これが、第2中足骨骨頭にタコやウオノメが多い理由だと、私たちは考えています。

いかにして圧力を分散させるか

母趾 MP 関節が上下にずれてうまく噛み合わない状態

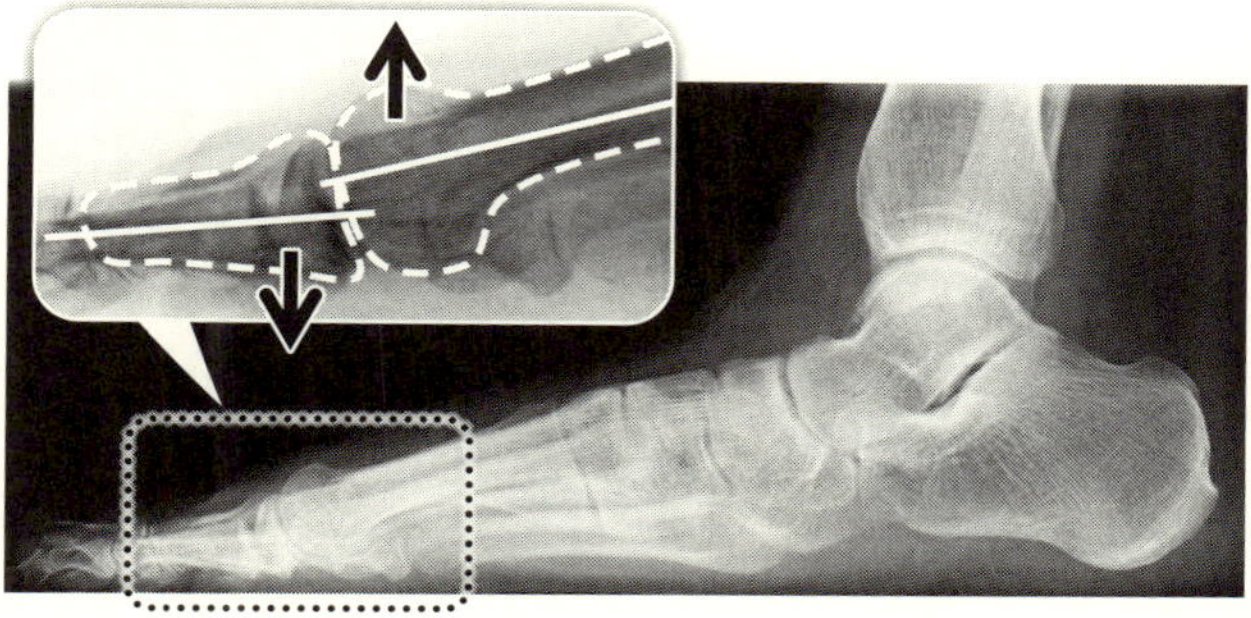

図46　制限母趾の人の親指

親指をうまく反《そ》れなくなってしまうことを「制限母趾」とよく呼びます。制限母趾の人は、親指のMP関節部分が上下にズレて、うまくかみ合っていません（図46）。

親指が下へ曲がらないということは、親指で蹴り出すことができないことを意味しています。仕方がないので、足をちょっと内側にひねって、親指の横あたりで蹴り出すことになります。このような症状になった場合、かかとがさらに内側へ傾いて、外反母趾も加速してしまい悪循環になります。

つまり、この「親指を使えていない問題」を解決すれば、タコもウオノメもできにくくなるということです。

そこで私たちは下北沢病院と共同開発の形

新しい中敷き。第2中足骨骨頭への圧力を低減するシステム

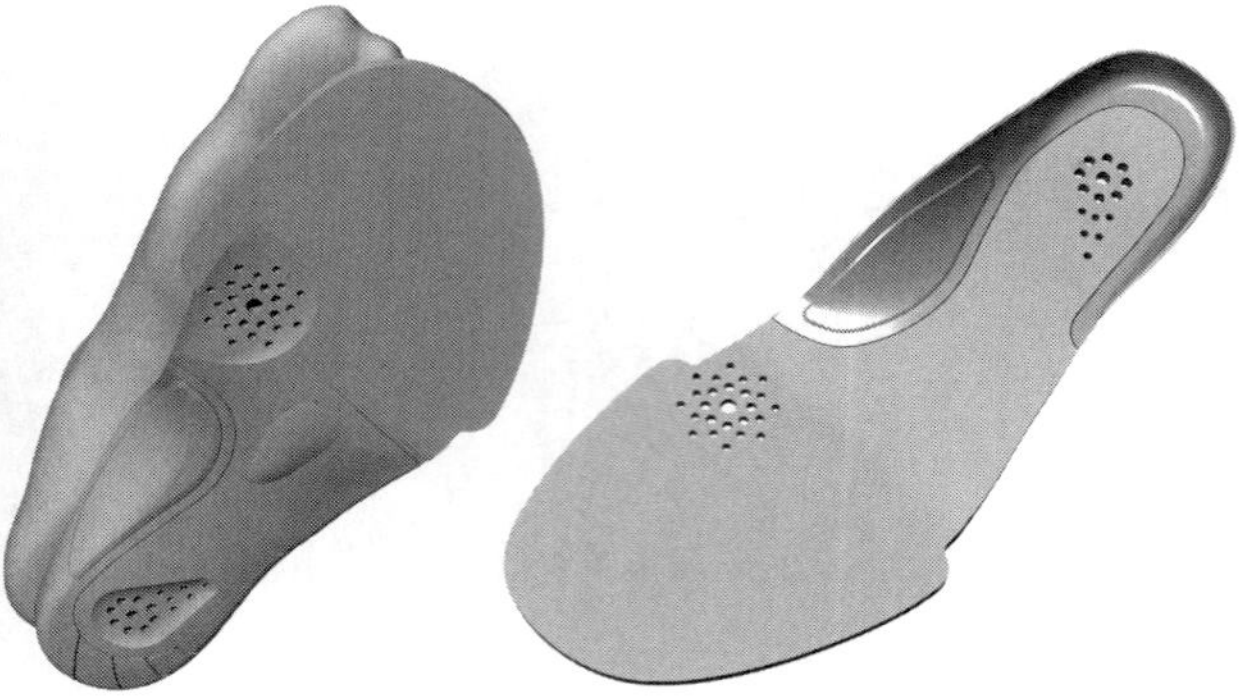

で、母趾をサポートする新しい中敷きを開発しました。

それまでも母趾をサポートする中敷きは作っていたのですが、今回のものと比べると、非常にシンプルなものです。足の内側を高くし、外側を低くすることで、かかとが内側に倒れ込まないようにするものでした。

新しい中敷きは、母趾球部の落とし込みと、第2中足骨骨頭への圧力を低減するシステムを上の写真のように盛り込んだ設計になっています（特許出願中）。

母趾球周辺のドーム状のくぼみにより、母趾球を下へ落とし込むことで、親指の関節を動かしやすくしたのです。

かかとの部分にもへこみを作って、より強力にアーチをサポートする形にしました。MP関節の少しうしろあたりを盛り上げてあるのは、横アーチをサポートするためです。

ライフウォーカーの母趾サポートタイプにはこうした中敷きが搭載されていますが、ほかにも親指が当たる部分を避けて縫製を行ったり、前足部のアッパー部分に柔らかい素材を使うなど、細かい工夫もしています。

外反母趾は遺伝の要素も強いため、親が外反母趾だという方は、注意が必要です。深刻な状態に陥る前に、外反母趾の進行を抑える靴を履くか、専門医に相談されることをおすすめします。

O脚の何が問題か

足を切断するほどの事態にはならないものの、O脚も放置すれば大きな障害につながります。

ひざの内側に力がかかる結果、内側の軟骨がすり減ってしまいます。このため大腿《だいたい》骨《こつ》と脛骨《ひこつ》が直接ぶつかって、痛みが生じるのです。いわゆる「変形性膝関節症」ですが、悪化するとひざが腫《は》れたり、水がたまったりすることもあります。

ひざにもっとも負荷がかかるのが、前に出した足を踏み込んだ瞬間です。そのときにズキンと痛みが走ります。外反母趾と同じで、痛いと、歩くこと自体が嫌になってしまいます。歩かないと、さらに歩行能力が落ち、悪循環です。

また、ランニングをされるO脚の方は、「腸脛靱帯炎」になりやすいです。「ランナーズニー」とも呼ばれる、ごくごく一般的な症状です。こちらは変形性膝関節症とは逆に、ひざの外側の部分が痛くなります。ひざの靱帯ともも の骨が直接当たって痛みが生じます。

変形性膝関節症と腸脛靱帯炎《ちょうけいじんたいえん》を併発される方もいます。歩くときはひざの内側に激痛が走り、走るときはひざの外側に激痛が走ります。

「健康のために毎日走っているんですけど、ひざが痛くなっちゃった。どうしたらいいんですか?」

そんな相談をされることがあるのですが、答えは一つしかありません。

「走るのを少し休まれることです」

O脚は男性のほうが多いのに、変形性膝関節症のレベルまで悪化するのは女性のほうが多い。50歳以上の女性の4分の3は、痛みを感じるかどうかは別として変形性膝関節症と判断できるというデータもあります。

やはり女性のほうが、骨と骨をつなぐ関節が柔軟なので、外反母趾にもなりやすく、変形性膝関節症にもなりやすいと考えています。

O脚はミッドソールと中敷きの合わせ技

自分はO脚ぎみだなと感じたら、足の外側に体重が乗らないよう注意する。がに股になっていないかどうか注意する。つま先が外側を向いていないか注意する。そんなことに気をつけるだけでも、さらなる進行は防げます。

さらに言うなら、ひざ回りの筋力をつけることも、すごく有効です。軽くスクワットを行えば、筋肉もつくし、アキレス腱も伸びるし、一石二鳥です。

アシックスではO脚対応の靴も作っていますが、外反母趾とは真逆の対応になります。かかとが外側に立ち上がりすぎないよう、足の外側を高くし、内側を低くしています。ライフウォーカーの「ニーサポート」というシリーズです。

一般的にはO脚も中敷きだけで対応することが多いのですが、硬い中敷きを入れると足当たりが悪いし、あまり厚い中敷きを入れると靴が窮屈になって、今度は甲の部

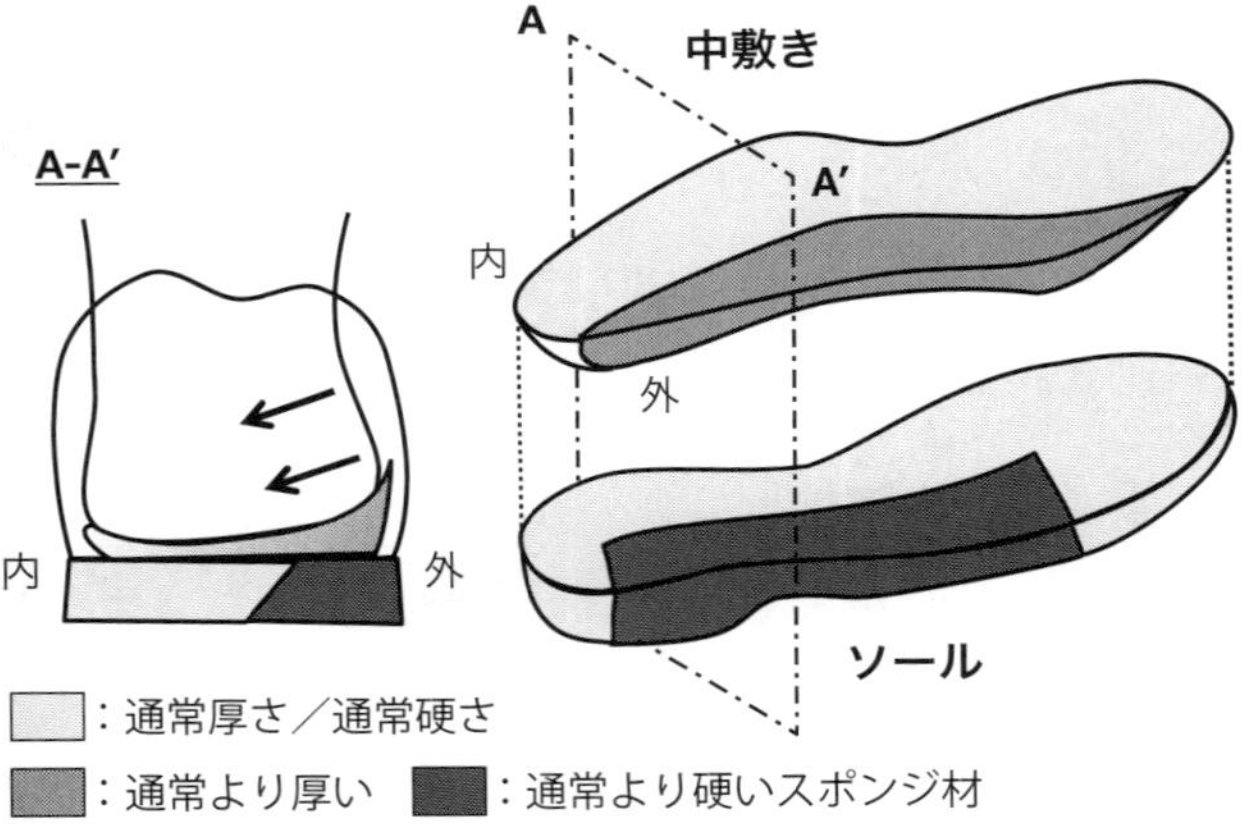

図47　O脚対応の中敷きと靴底

分が痛くなってしまいます。加えて、せっかく硬い中敷きを入れても、靴底が柔らかければ、外側を高くして内側を低くする効果が発揮しにくくなります。

そこでアシックスでは、O脚を中敷きと靴の両方で対応しています（特許出願中）。中敷きでは通常の柔らかい素材を使って足当たりをよくしつつ、内側を低くし、外側を高くする。靴のミッドソール（アウトソールと中敷きの中間に挟まれている靴底部分）では、内側に通常の硬さの素材、外側により硬い素材を使うことで、外側はあまり変形しないようにします。このように合わせ技で対応しているのです（図47）。

O脚の人はカーブ足になって、外側へ足形そのものが広がっていく傾向が強いと説明しました。靴の設計自体を見直さないと対応しにくいです。だから、わざわざO脚専用シューズのラストを作っているわけです。

一方、外反母趾の方はストレート足が多く、親指の部分だけが極端に変形している方が多いので、大きめの靴を選んで、靴の中で足が滑っていかないよう拘束してあげることで対応がきくのです。こちらは中敷きだけで対応できると考えています。

欧米では理解されにくい

実は、こうしたO脚対応シューズをアシックスが日本に先駆けて発売したのはオーストラリアです。テレビで紹介されたこともあって、2万円もするのに、店頭で品切れになるほどの人気になりました。10年ほど前の話です。

オーストラリアは足病学の先進国です。足の健康に対する、国民の意識が非常に高いのです。スポーツ医学が非常に発達しています。ランニングシューズひとつ買うのでも、わざわざ足病医の意見を聞いて選ぶような文化が根づいています。

このため、オーストラリアでは、「ウォーキングシューズという特別な靴が必要なんだ」という理解も進んでいます。

ただし、ふだんからあまり革靴を履かないお国柄です。ランウォークやペダラのような革靴タイプだとなかなか受け入れてもらえないです。スポーツシューズタイプのウォーキングシューズのほうが需要が高いのです。

一方、ジョギングやウォーキングが盛んな土地でありながら、アメリカは事情が違います。いまだに「高機能のランニングシューズがあるんだから、それで十分じゃないか」という感覚なのです。「ただ歩くだけなのに、なんでそんな高機能が必要なの？」と。ウォーキングのための靴が存在するのだと理解されません。

「もっとも最先端なのはランニングシューズなのだから、これで十分だ」と考えるのは、理解できます。しかし、ランニングシューズはウォーキングに適していないというのは、すでに述べた通りです。

残念ながら、アメリカで売れているウォーキングシューズは、「街でも履けるランニングシューズ」のようなものが主流になっています。

バスケットボールシューズ、サッカーシューズ、陸上競技用シューズといった、はっきり目的が決まっているものは、日本の靴をそのまま海外で販売しても需要に沿うことが多いです。しかし、ウォーキングシューズは、使用シーンがライフスタイルに密着しているぶん、その国の文化や常識に対応した仕様が必要になります。

ほかにもさまざまな要因があると思います。例えば、日本では家に上がるとき、必ず靴を脱ぎます。自宅に帰ってウォーキングシューズに履き替えて、フィットネスウォーキングのために出かけるといった行動に抵抗はありません。

しかし、終日、靴を履いたまま暮らす欧米人は違います。靴を履き替えるのを面倒だと感じてしまう。そういう意味でも、日本のほうが、ウォーキングシューズを受け入れる土壌があるのだと思います。

日本人の足は変形しやすい

ただし、ウォーキングシューズに対する日本人の理解が深い背景には、もう一つ、重大な事情があります。日本人のほうがウォーキングシューズのサポートが必要な足をしているのです。

日本、韓国、台湾というアジアの3地域と、ドイツを中心とした欧州、そしてイギリスという全5地域の足形を比較したことがあります。

男性で見ても、女性で見ても、欧州やイギリスのアーチ高は突出して高いです。アジア人のほうがかなり偏平です。

また、欧州、イギリスに比べると、アジア3地域のほうが第1趾側角度は大きく、アーチが低く偏平足ぎみで、そのため親指が外反しています。

同一足長に換算して足囲を比較すると、欧州やイギリスが細いのに対して、アジアは太く、なかでも日本と韓国が突出して太いのです。

日本は欧州やイギリスと同じぐらいかかとが内側へ倒れています。「これだけは欧米人と同じでよかった」と思われた方がいるかもしれませんが、すでに説明したように、欧米人のかかとは日本人以上に内側へ傾いているのが特徴なのです。

アーチが低く偏平ぎみで、かかとが内側に倒れ込んでおり、足の幅が太い……。日本人の足が、もっとも外反母趾になりやすい特徴を備えていることがわかります。

かかとの倒れ込みは日本人より大きいのに、欧米人のほうが外反母趾は少ない。それだけアーチが強靱なのです。しかも、日本人ほどには加齢でかかとが外側に立ち上がってこないため、O脚になる人も少ない。要は「悩みの少ない足」なのです。

日本人のほうがウォーキングシューズに対する理解が深く、欧米人のほうが無頓着。その理由がわかった気がします。

欧米人はO脚ではなくX脚や直脚になる人が多いです。かかとが日本人より内側へ倒れているぶん、足首への負担は大きいはずです。ランニングシューズにプロネーション（足首が大きくねじれてしまう現象）予防の機能を持たせると、欧米の方はすんなり受け入れるのに、日本人は違和感を覚える人がいます。このあたりの微妙な感覚は、かかとの倒れ込み角度の差からきているのかもしれません。

なお、日本と韓国は2Eが主流ですが、台湾はEが主流。私たちより少しほっそりした足をしている。足長としては欧米人に近い大きな足なのですが、細くて、少しだけ日本人より偏平しています。同じアジアでも差があるのです。

5地域を比べただけでも、これだけの差があります。だから、なかなか世界共通モデルが設計しづらいのです。私たち靴メーカーにとっては悩ましいところです。

第6章　「若く見られる歩き方」

生活の変化が日本人の足を変えた

いつまでも元気でいるために、どんな靴を選び、どんな歩き方をすればいいのか、という話をしてきました。

最後の章では、どう歩けば美しく見えるのか、どう歩けば若々しく見えるのか、という話をしたいと思います。ここまでとは一転、「見た目」の話です（「健康になる歩き方」と重なる部分もあります）。

高度経済成長期、日本人の生活スタイルは激変しました。下駄や草履を履く人が少なくなり、みんな当たり前のように靴を履くようになりました。はだしで駆け回る子供の姿もかなり少なくなってしまいました。

そもそも草履で生活していた時代には、外反母趾も内反小趾も少なかったと言われています。古代人の足の化石にもあまり見られないそうです。当時は足の指をしっかり使って歩いていたし、窮屈な靴に足が圧迫されることもなかったからです。

靴を履くようになっただけでなく、食生活も変化しました。西洋風の食事をとる機会が多くなり、昔の和食より、肉を食べる機会が増えて、たんぱく質がとれて筋肉はつきやすい食事になったと考えられます。

生活環境も変わりました。畳に正座する生活から、椅子に座る生活になったのですから、ひざへの負担は減ったはずです。一方で、自動車や電車に乗るようになり、かつてほどは歩かなくなりました。

こうしたことのひとつひとつが、日本人の足に影響を与えないはずがありません。まずは、日本人の足がどう変わったかを解説していきたいと思います。

昔よりスマートな足になった

戦後から21世紀に入る頃まで、日本人の平均身長も平均体重も伸び続けました。大きくなって、いまは頭打ちしている状況です。

大きくなった身体を支える足も、まったく同じ変わり方をしています。ずっと大きくなり続けたのに、いまは頭打ちしています。

足が大きくなったといっても、全体的に大きくなったわけではありません。「アロメトリー」といって、生物が成長するとき、身体のパーツごとの比例関係が決まっているのです。人間の足でいうと、足長が5ミリ伸びると、幅はだいたい3ミリ広くなるという法則があります。

私たちが2006年から2011年に集積したデータと全日本履物団体協議会が1977年から1979年に測定したデータで、30年前の足と比較してみました。足長は9・2ミリほど長くなっています。一方、足囲は4・3ミリしか太くなっていない。幅も広くなってはいるものの、長さほどは大きくなっていません。昔よりスマートな足になっているということです。

1977年に調べた、18〜24歳のサイズ構成表が残っています。靴にはA、B、C、D、E、2E、3E、4E、F、Gというサイズがあると述べました。それぞれが、どの程度のパーセンテージを占めているか。興味深いのは、現在と比べて、ほとんど構成に違いがないのです。全体に大きくなり、見た目にはスマートな印象の足になりましたが、足長と足囲のバランスで考えると、ほとんど変化がない。当時もいまも、もっとも多いのは2Eサイズです。

ちなみに、当時と比べると、いまのほうが、少しだけ偏平傾向は強くなっています。小さな頃から靴に圧迫されるからなのか、昔ほど歩かなくなってアーチが弱くなったのか、理由はわかりません。偏平傾向が強まったということは、第1趾側角度も大きくなっています。

日本人全体で見ても、足の形が変わってきていることが、よくわかります。

欧米人は颯爽と歩く

日本人の足は幅広甲低で、欧米人の足は幅細甲高であることは、すでに説明しました。足長で見ると、欧米人のほうがかなり長い。日本人と比べて、イギリス人は16ミリ長く、アメリカ人は14ミリ長い。男性の足長は、日本の平均が25・5センチであるのに対し、イギリスやアメリカでは27センチです。

まだまだ差はあるものの、日本人の足長は長くなったわけですから、欧米人に近づいたわけです。スマートになった点でも、そう言えると思います。

しかし、歩き方を見ると、どうか？　日本人は、一般的に室内では靴を脱ぎますし、靴を履くようになった歴史も欧米と比べると浅いです。この様な背景から歩き方に差が生じているのかもしれません。

実際はどうでしょうか？　欧米人の平均的な歩き方を見てみましょう。

欧米人は、脚をつけ根の部分から大きく振って、大またで颯爽と歩きます。胸を張り、目線を上げて、ストライドを大きくとります。女性であっても、男性的なダイナミックな歩き方をされる方が多い印象です。これに対し、日本人の場合は、ひざを曲げて歩かれる方が多い傾向にあります。この差が歩き方の印象に違いを与えているのかもしれません。

パソコンやスマホが普及して以降、私たちの姿勢は悪くなっている印象がありす。猫背になって、胸を張らず、骨盤をうしろに倒して歩いている人が多い。必然的にストライドは小さくなります。目線は下がり、かかと着地もしっかりできていないし、親指での蹴り出しもしっかりできていない方が増えている傾向にあると思われます。

そこで私たちは、三つの歩行姿勢を提案しています。一つ目は、第3章で解説したフィットネスウォーキング。健康で長生きするための、運動としてのウォーキングです。二つ目は、美しい歩き方。三つ目は、若々しい歩き方です。

いま50歳前後の方は、第3章を読んでやる気を出していただいたと思いますが、若い女性の方に「健康」と言っても、なかなか響きません。逆に、かなり体力の落ちた高齢者の方にも「ファストウォーキング」は適していません。

そこで、美しく見える歩き方と、若々しく見える歩き方も提案しているわけです。

脇を開けずに歩く

三つの歩行を比較した表を見てください（表3）。基本的な部分は、第2章で述べたことと同じです。

・速度：速く歩く
・頭：頭の揺れを小さくし、あごを引いて前方を見る
・体幹：肩を開いて背すじを伸ばし、腰を立てて回旋させる
・腕：ひじを軽く曲げ、うしろに引くように振る
・足：ひざを伸ばし、かかとで着地し、親指のつけ根で蹴る

要素の大半が同じということは、美しい歩き方をすれば健康になるし、若々しく見える歩き方をしても健康になります。おもなポイントは同じなのですが、微妙な部分で少しずつ違います。

美しい歩行の場合、フィットネスウォーキングのように、鼻で吸って口から吐くことを意識する必要はそれほどありません。少なくとも見た目の美しさには、腹式呼吸

表3　理想的な歩行姿勢

		フィットネスウォーキング	若々しい歩行	美しい歩行
目的		運動向上で健康な身体実現	若々しい歩行の実現	美しい歩行の実現
歩行姿勢ポイント	共通	速度：速く歩く 頭：頭の揺れを小さくし、あごを引いて前方を見る 体幹：肩を開いて背すじを伸ばし、腰を立てて回旋させる 腕：肩の力を抜いてひじを軽く曲げ、うしろに深く引くように振る 足：ひざを伸ばした状態で、かかとから着地し、親指のつけ根で蹴る		
		足：ストライドを大きく		
			体幹：肩を水平にする 足：足運び左右差を小さく、歩隔を狭く、つま先やひざを前に向ける	
		体幹： 腹部を引き締める		体幹： 腹部を引き締める
	特有	頭：呼吸は鼻で吸い口から吐く	足：つま先を上げる（転倒予防）	腕：脇を締める 足：ひざを開かないようにする
対象商品		MOOGEE （速い歩行タイプ）	MOOGEE （遅い歩行タイプ） LIFE　WALKER	RUNWALK

は関係してきません。ストライドの大きさも、さほど気にしなくていい。歩行速度も、フィットネスウォーキングほど速くなくていい。

しかし、次のことを意識してください。

・体幹：肩を水平に保ち、腹部を引き締める
・腕：脇を締める
・足：ひざを開かず、まっすぐに歩く。歩隔は狭く、つま先を前に向ける

脇を締めるというのは、意外と気づかないポイントで

す。脇を開けると、腕は体の横方向に流れがちなのです。左右に腕を動かすのではなく、あくまで前後に動かしてほしいというのが、脇を締める狙いです。

要は、美しく見えるポイントは、揺れをなくすことなのです。上半身が上下左右にグラつかず、まっすぐになっていること。正面から見たときに、左右に揺れていないこと。ひざを開かず、まっすぐ足を振り出すこともそうですし、歩隔を広げないことも、身体重心が右に左に揺れるのを避けるためです。

揺れが少なければ、エネルギー効率のいい歩き方になる。そんな歩き方が美しく見えるということです。

モデルウォークで若々しく

一方、若々しく見える歩き方の研究では、非常に興味深い発見がありました。さきほどの表では、美しい歩行との違いが、2点だけ挙がっています。

・足：つま先を上げる。ストライドを大きくする

ここの部分で言う「つま先を上げる」というのは、母趾球で地面を蹴ったあと、つま先を地面から離すときに、つまずかないように上に持ち上げる動作のことです。

「フットクリアランス」と呼ばれる指標で、足が離地したときに地面からどれぐらいの高さで上がっているかで評価されます。

高齢者になると、つま先を持ち上げにくくなり、何かに足を引っかけて、転倒する危険が出てきます。

そうした「すり足」は、高齢者の方に多い歩き方の特徴として知られています。そのため、すり足でなければ、若々しく見えるということです。

ストライドを大きくするというのも同様です。小さな歩幅でチョコチョコ歩くのを、高齢者特有の歩き方だと思われている方も多いと思います。だから、大きなストライドで歩けば、まったく逆の印象が与えられ、若々しく見えます。

興味深い発見と言ったのは、このことではなく、さきほど三つの歩行の共通条件として挙げた「体幹・腰を立てて回旋《かいせん》させる」という部分です。

腰を立てて回旋させるというのは、骨盤をしっかり背骨を軸に回すことです。ファッションショーのモデルさんの歩き方をイメージしていただけばいいと思います。そういう歩き方をすると若々しく見えることが発見されました。

女性に限定した話ではありません。おじいさんでも、モデルウォークをするだけで若々しい印象を与えます。

腰をしっかり回せられれば、脚を根元から使うことができ、ストライドも大きくなるのだから、健康になる歩行にとって重要なのは言うまでもありません。美しい歩行にとっても、女性っぽい印象がプラスになることは想像がつきます。

しかし、若々しく見えるために、腰の回旋がここまで重要だったとは、正直、私たちにとっても意外な発見でした。

では、どうしてそんなことが判明したのか、ご紹介しましょう。

女性っぽく歩くと若く見られる

スティックピクチャーというものがあります。線だけで人間を描いた画像です。

ここまで何度か登場した歩行姿勢測定システムでは、肩、ひじ、ひざ、足首、つま先……といったポイントの動きが追えます。その点をつないでいけば、人間の歩行をスティックピクチャーで表現できます（図48）。

スティックピクチャーでは、その人の属性がわからない状態になります。男性か女性かわからないし、何歳なのかもわからない。顔色がいいのか悪いのか、筋骨隆々な

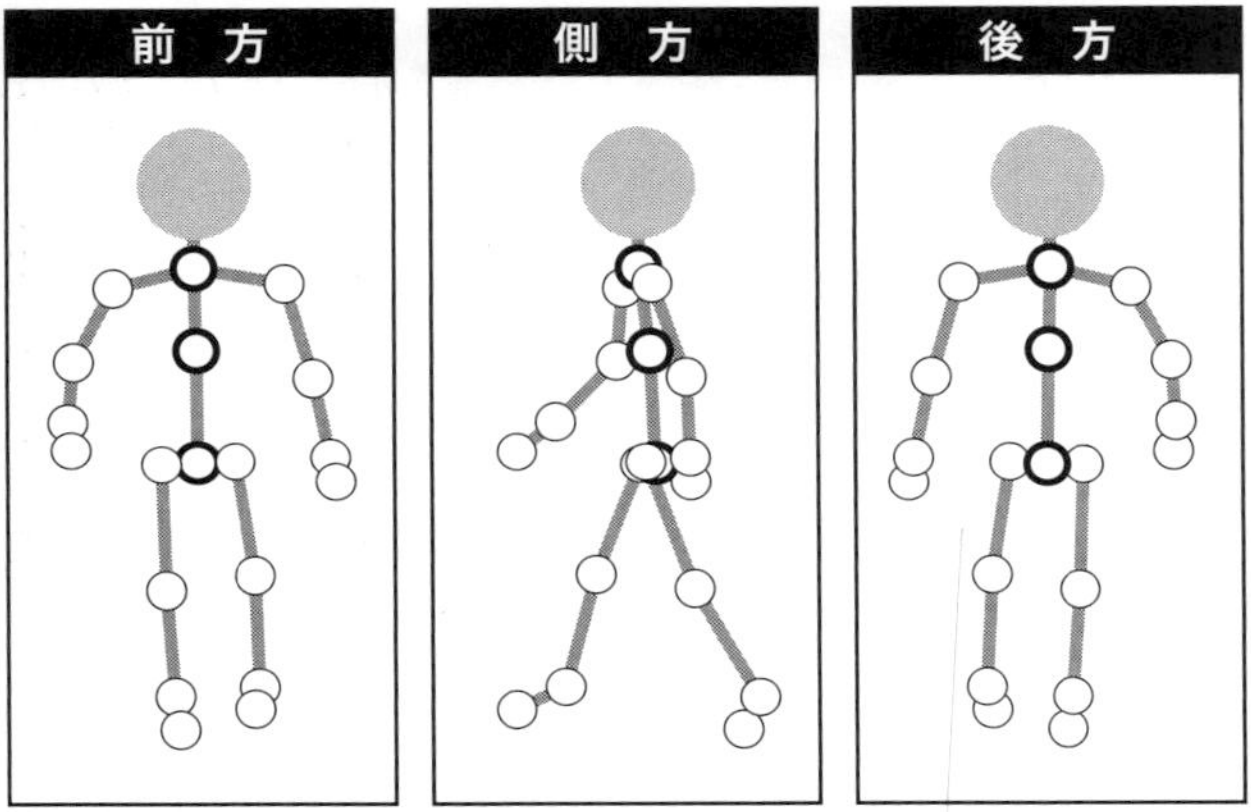

図48　スティックピクチャー

のか虚弱そうかといった印象も受けられない。スティックピクチャー動画を使うと、その人の「歩き方そのもの」に注目できるわけです。

そこで、18歳から89歳まで、103名ぶんのスティックピクチャーを作って、成人の男女20名に見てもらいました。もちろん「若々しく見える歩行とは、どんなものか」を考えるためです。

スティックピクチャーの動画は、前から見たところ、うしろから見たところ、横から見たところ、の3視点を用意しました。質問は、「この人は何歳台に見えますか？」「この人は男性ですか、女性ですか？」だけ。非常にシンプルなテストです。
プラスマイナス10歳台までの誤差を認めるとして、年齢・性別をピッタリ当てられた人は、なんと2割しかいませんでした。実年齢と見た目年齢はそれだけ乖離しているということです。逆に言えば、特定の歩き方さえ身につければ、若々しく見てもらえることを意味しています。

では、若く見えるポイントになったのは、何だったのか？

影響がもっとも大きかった項目は、やはり歩行速度でした。ここまで「歩行速度が最大の指標だ」と説明してきましたが、若々しく見えることについても、この項目がもっとも重要であることが判明しました。

あとは、腰が曲がっていないこと。頭が前後左右に揺れていないこと。つま先が開かず、まっすぐ踏み出していることなど、ちゃんと「理想的な歩行姿勢」をとっている人ほど、若く見られることがわかりました。要するに左右差が少なくて、揺れのない歩き方がポイントになっていました。

スティックピクチャーのなかには、この本でも何度も触れてきたストライドが小さく、ペタペタ歩きをする24歳の女性も見られました。観察者20名が、このペタペタ歩

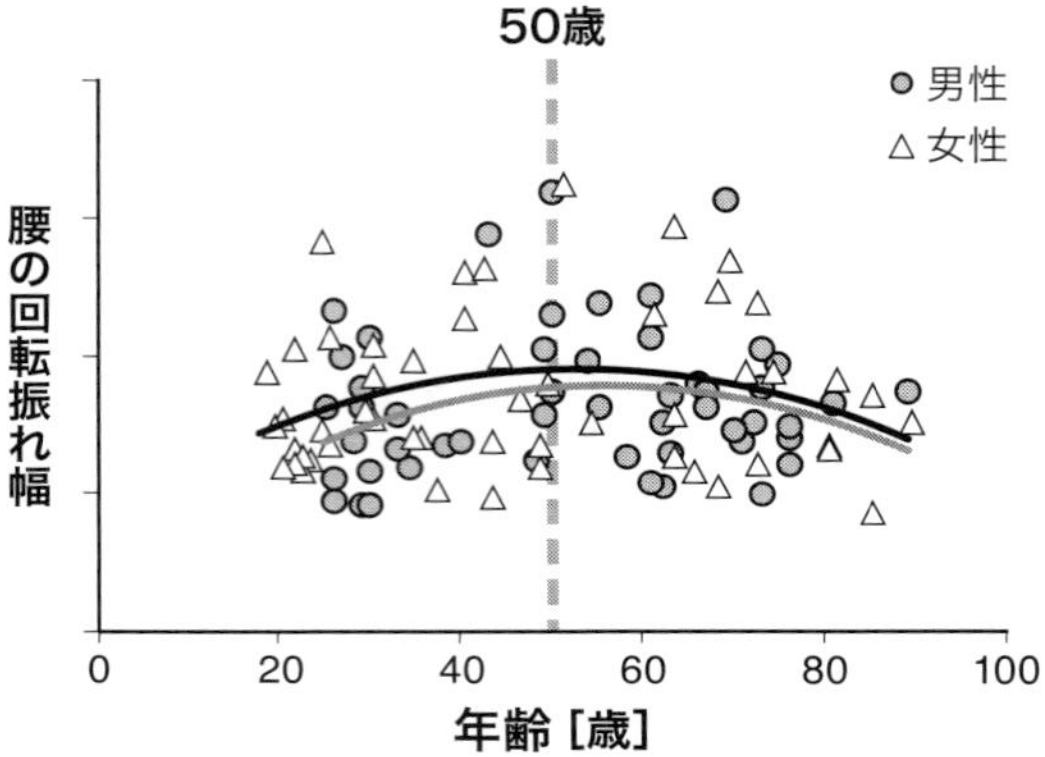

図49　腰の回転振れ幅の加齢変化

きをしている女性を何歳と見たのか？「見た目年齢」の平均はなんと70歳でした。

その判断をするうえで、意外に影響が大きかったのが、腰の回旋だったのです。骨盤をしっかり回し、頭の前後左右への揺れが小さい、というのが女性の歩き方の特徴ですが、そういう歩き方をしている人のほうが若々しく見られたのです。

第2章で見た36項目に「腰の回転振れ幅」があります（図49）。これを見てわかるように、若い人のほうが骨盤をよく回し、高齢者のほうが回していないという傾向ではありません。むしろ、もっとも骨盤を回旋させているのは50歳前後の人たちで、20歳と80歳の骨盤の回旋はあまり変わらないように見受けられます。

つまり、骨盤をよく回すことは、若い人の特徴ではないのです。だから私たちも、腰の回旋が若々しい印象と結びつくとは、想像もつきませんでした。

では、なぜ、ここまで影響が大きいのか? ひょっとすると、ファッションショーに登場するモデルさんたちの歩き方が「若々しい歩行の典型例」として、女性っぽい歩き方こそ若々しさの象徴だと、私たちの深層心理にインプットされているのかもしれません。

この発見は、歩行の専門家が多いバイオメカニズム学会でも評価していただき、学会賞をいただきました。

なぜ男性のほうが多かったのか

この実験の集計結果は、「30代に見える」という回答がいちばん多く、40代、50代と続きました。

非常に若々しい歩き方をしている人、非常に高齢者っぽい歩き方をしている人を除けば、普通は「考えてもよくわからない」という結論になるはずです。自信を持って「この人は何歳台だ」と言い切るのは、なかなか難しい。そこで、消去法的に年代の中間層である30歳から50歳台が多く選ばれたのだと思います。

動画ですから、ものすごく歩行速度の遅い人がいれば、すぐわかる。そういう人に対しては70歳台や80歳台という評価がなされていました。しかし、速度が極端に遅いとか、ヨタヨタしているとか、特別な何かがないかぎり、歩き方だけで年齢を判断するのは、なかなか難しいものです。

一方、注目すべきは、「この人は男性だ」という回答と、「この人は女性だ」という回答を比べると、3：2で男性のほうが多かったことです。では、なぜ男性と答える人のほうが多かったのか？

男性として見られる特徴を調べると、つま先が外に開いてがに股っぽくなることの影響度が大きかった。実際、そういう歩き方をしている男性が多い印象はあります。36項目で言うと、「つま先の向き」に当たります。図50をよく見てください。歩行中のつま先の開きは、歳をとればとるほど大きくなっていきます（つま先が外側に向いていく）。特に男性でその傾向が顕著ですが、女性でもはっきりした傾向が見られます。

つまり、男性っぽい歩き方の特徴は、歳を重ねた人の歩き方の特徴でもあるということです。これが、男性という回答のほうが多かった原因ではないかと考えています。

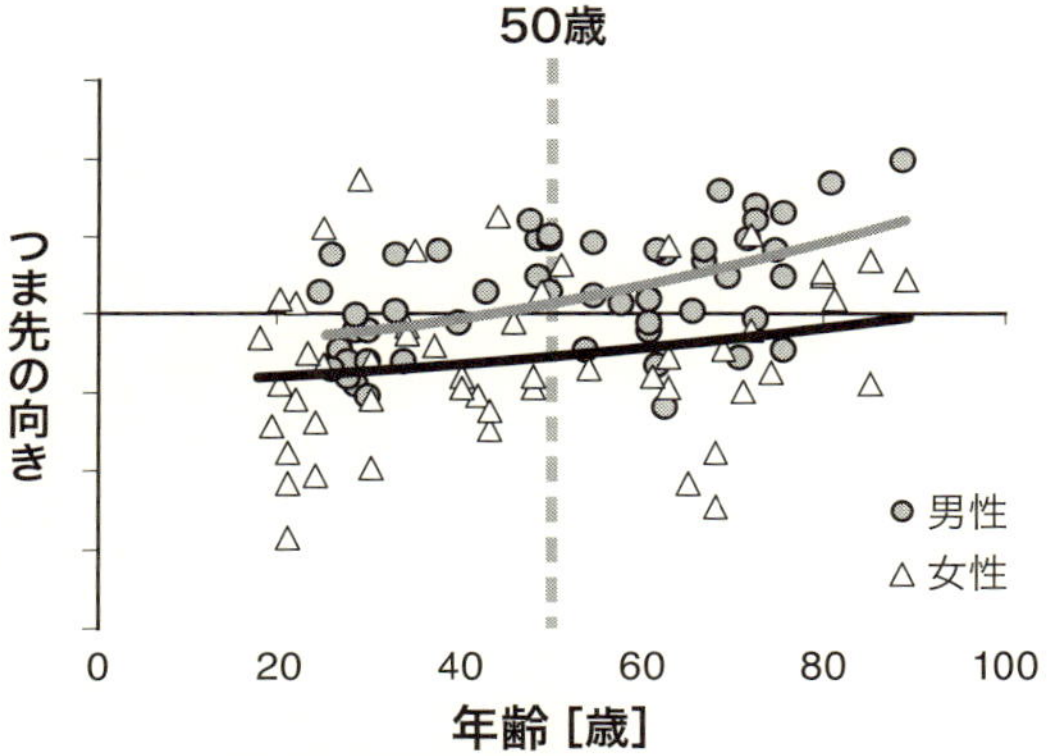

図50　つま先の向きの加齢変化

スティックピクチャーのなかには、一定の割合で高齢者の方がいました。歳を重ねても、骨盤の回旋はさほど変化がない。一方、つま先の向きは大きくなっているはずです。女性高齢者もそういう歩き方をしますから、「この人は男の人だな」と判断した可能性があると考えています。

男性っぽい歩き方を避け、なるべく女性っぽい歩き方を心がける。それだけで、高齢者の男性であっても若々しい印象を与えるということです。

スマートシューズが登場するまでは

50歳を過ぎると、足形や歩き方にどのような変化が起きるのか。どのように靴を選び、どのようにウォーキングをすれば、いつまでも健康でいられるのか。さまざまな角度から解説してきました。

足の変形という切り口で着目してきたので、加齢とともに幅が広くなる話ばかりしましたが、実は極端に細くて困っている方もいます。AとかBとかいう極細のサイズは、どこのメーカーもあまり作っていないのが現状です。そのような方には足が靴の中で動かないように、特に甲の部分がひもや面ファスナーでしっかりフィットすることができるタイプや足首を覆うブーツタイプをおすすめしています。

細い足の人は、ブカブカの大きい靴に合わせるために、靴下を2枚履くという方もいらっしゃいます。しかし、これはこれで別の問題が起きます。2枚目の靴下を履くときに、1枚目をグッと引っ張るので、指先が曲がってしまう。窮屈な靴を履いているのと同じになって、ハンマートウになりやすいのです。

そこでアシックスでは、隙間が空きやすい部分だけ厚くした靴下を開発するなど、より多くの方が靴の履き心地に満足できるように努力を重ねていきたいと考えています。

お客様から「痛くて靴を履けない」「自分の足に合う靴がない」という声を聞くたび、いつになったら、そんな人をゼロにできるんだろうと考えるときがあります。

ただし、加齢による変形は防ぐことができると信じています。本書でアドバイスしたことを実践してくだされば、少なくとも「歳を重ねて履く靴がなくなった」という現象は減らすことができるのではないか、と考えています。

この流れを後押ししてくれるのがさまざまなセンサーを組み込んだスマートシューズだと考えています。歩数や速度、ストライドの大きさを測るなんて当たり前。かかとが左右に倒れ込んでいないか、ちゃんと母趾球で蹴り出せているか、かかとの着地角度はOKか……そんなところまで教えてくれる靴が登場するのは、そう遠くない未来だと思います。

さらに言うなら、足を入れたとたん、その人の足形にピッタリ合うよう、自分で形を変える靴だって、いつかは登場するはずです。そんな日がやってくれば、足の悩みは劇的に減ると思います。

ただ、その日が来るまでは、自分で自分の足を守るしかない。専門家のアドバイスをもらいながら、自分に合う靴を選び、ファストウォーキングで１００歳まで歩ける体作りを身につけてほしいと思います。

難しいことを求めているわけではありません。80歳になっても、まるで30代のように颯爽と歩く人は存在します。50歳で意識を変えられるかどうか。人生１００年時代のクオリティ・オブ・ライフは、そこにかかっているのです。

記載のある場合を除き、各グラフやデータは
㈱アシックス　スポーツ工学研究所の調査に基づくものです。

講談社現代新書　2541

究極《きゅうきょく》の歩《ある》き方《かた》

二〇一九年九月二〇日第一刷発行　二〇一九年一一月七日第五刷発行

著　者　アシックス　スポーツ工学研究所《こうがくけんきゅうじょ》

発行者　渡瀬昌彦
発行所　株式会社講談社
東京都文京区音羽二丁目一二―二一　郵便番号一一二―八〇〇一
電　話　〇三―五三九五―三五二一　編集（現代新書）
〇三―五三九五―四四一五　販売
〇三―五三九五―三六一五　業務
装幀者　中島英樹
印刷所　株式会社新藤慶昌堂
製本所　株式会社国宝社
定価はカバーに表示してあります　Printed in Japan

N.D.C. 780　222p　18cm
ISBN978-4-06-517433-3

「講談社現代新書」の刊行にあたって

教養は万人が身をもって養い創造すべきものであって、一部の専門家の占有物として、ただ一方的に人々の手もとに配布され伝達されうるものではありません。

しかし、不幸にしてわが国の現状では、教養の重要な養いとなるべき書物は、ほとんど講壇からの天下りや単なる解説に終始し、知識技術を真剣に希求する青少年・学生・一般民衆の根本的な疑問や興味は、けっして十分に答えられ、解きほぐされ、手引きされることがありません。万人の内奥から発した真正の教養への芽ばえが、こうして放置され、むなしく滅びさる運命にゆだねられているのです。

このことは、中・高校だけで教育をおわる人々の成長をはばんでいるだけでなく、大学に進んだり、インテリと目されたりする人々の精神力の健康さえもむしばみ、わが国の文化の実質をまことに脆弱なものにしています。単なる博識以上の根強い思索力・判断力、および確かな技術にささえられた教養を必要とする日本の将来にとって、これは真剣に憂慮されなければならない事態であるといわなければなりません。

わたしたちの「講談社現代新書」は、この事態の克服を意図して計画されたものです。これによってわたしたちは、講壇からの天下りでもなく、単なる解説書でもない、もっぱら万人の魂に生ずる初発的かつ根本的な問題をとらえ、掘り起こし、手引きし、しかも最新の知識への展望を万人に確立させる書物を、新しく世の中に送り出したいと念願しています。

わたしたちは、創業以来民衆を対象とする啓蒙の仕事に専心してきた講談社にとって、これこそもっともふさわしい課題であり、伝統ある出版社としての義務でもあると考えているのです。

一九六四年四月　野間省一